V&R

PSYCHODYNAMIK**Kompakt**

Herausgegeben von
Franz Resch und Inge Seiffge-Krenke

Udo Rauchfleisch

# Psychodynamik und Psychotherapie dissozialer Störungen

Vandenhoeck & Ruprecht

Bibliografische Information der Deutschen Nationalbibliothek:
Die Deutsche Nationalbibliothek verzeichnet diese Publikation in der Deutschen Nationalbibliografie; detaillierte bibliografische Daten sind im Internet über https://dnb.de abrufbar.



Umschlagabbildung: Paul Klee, Abseitig, 1934/akg-images

Satz: SchwabScantechnik, Göttingen
Druck und Bindung: ⊕ Hubert & Co. BuchPartner, Göttingen
Printed in the EU

**Vandenhoeck & Ruprecht Verlage | www.vandenhoeck-ruprecht-verlage.com**

ISSN 2566-6401
ISBN 978-3-525-40697-7

# Inhalt

# Vorwort zur Reihe

Zielsetzung von PSYCHODYNAMIK KOMPAKT ist es, alle psychotherapeutisch Interessierten, die in verschiedenen Settings mit unterschiedlichen Klientengruppen arbeiten, zu aktuellen und wichtigen Fragestellungen anzusprechen. Die Reihe soll Diskussionsgrundlagen liefern, den Forschungsstand aufarbeiten, Therapieerfahrungen vermitteln und neue Konzepte vorstellen: theoretisch fundiert, kurz, bündig und praxistauglich.

Die Psychoanalyse hat nicht nur historisch beeindruckende Modellvorstellungen für das Verständnis und die psychotherapeutische Behandlung von Patienten und Patientinnen hervorgebracht. In den letzten Jahren sind neue Entwicklungen hinzugekommen, die klassische Konzepte erweitern, ergänzen und für den therapeutischen Alltag fruchtbar machen. Psychodynamisch denken und handeln ist mehr und mehr in verschiedensten Berufsfeldern gefordert, nicht nur in den klassischen psychotherapeutischen Angeboten. Mit einer schlanken Handreichung von 70 bis 80 Seiten je Band kann sich die Leserin, der Leser schnell und kompetent zu den unterschiedlichen Themen auf den Stand bringen.

Themenschwerpunkte sind unter anderem:

- *Kernbegriffe und Konzepte* wie zum Beispiel therapeutische Haltung und therapeutische Beziehung, Widerstand und Abwehr, Interventionsformen, Arbeitsbündnis, Übertragung und Gegenübertragung, Trauma, Mitgefühl und Achtsamkeit, Autonomie und Selbstbestimmung, Bindung.
- *Neuere und integrative Konzepte und Behandlungsansätze* wie zum Beispiel Übertragungsfokussierte Psychotherapie, Schema-

therapie, Mentalisierungsbasierte Therapie, Traumatherapie, internetbasierte Therapie, Psychotherapie und Pharmakotherapie, Verhaltenstherapie und psychodynamische Ansätze.

- *Störungsbezogene Behandlungsansätze* wie zum Beispiel Dissoziation und Traumatisierung, Persönlichkeitsstörungen, Essstörungen, Borderline-Störungen bei Männern, autistische Störungen, ADHS bei Frauen.
- *Lösungen für Problemsituationen in Behandlungen* wie zum Beispiel bei Beginn und Ende der Therapie, suizidalen Gefährdungen, Schweigen, Verweigern, Agieren, Therapieabbrüchen; Kunst als therapeutisches Medium, Symbolisierung und Kreativität, Umgang mit Grenzen.
- *Arbeitsfelder jenseits klassischer Settings* wie zum Beispiel Supervision, psychodynamische Beratung, Soziale Arbeit, Arbeit mit Geflüchteten und Migranten, Psychotherapie im Alter, die Arbeit mit Angehörigen, Eltern, Familien, Gruppen, Eltern-Säuglings-Kleinkind-Psychotherapie.
- *Berufsbild, Effektivität, Evaluation* wie zum Beispiel zentrale Wirkprinzipien psychodynamischer Therapie, psychotherapeutische Identität, Psychotherapieforschung.

Alle Themen werden von ausgewiesenen Expertinnen und Experten bearbeitet. Die Bände enthalten Fallbeispiele und konkrete Umsetzungen für psychodynamisches Arbeiten. Ziel ist es, auch jenseits des therapeutischen Schulendenkens psychodynamische Konzepte verstehbar zu machen, deren Wirkprinzipien und Praxisfelder aufzuzeigen und damit für alle Therapeutinnen und Therapeuten eine gemeinsame Verständnisgrundlage zu schaffen, die den Dialog befördern kann.

*Franz Resch und Inge Seiffge-Krenke*

# Vorwort zum Band

Dissoziale Verhaltensweisen und Persönlichkeitszüge finden wir bei Patienten mit ganz unterschiedlichen Diagnosen und auch als Spektrumvariante in der Normalbevölkerung. Es geht dabei um eine soziale Auffälligkeit, die sich durch Regelübertretungen und Nichteinhaltung sozialer Normen äußert. Je nachdem wie stark solche sozialen Regelübertretungen auch andere Menschen in Mitleidenschaft ziehen, spricht man von dissozialen oder sogar antisozialen Störungen der Persönlichkeit.

Viele Patienten, die in Behandlung sind, weisen aber eine chronisch verlaufende dissoziale Entwicklung auf, die nicht das Vollbild einer Persönlichkeitsstörung erfüllt. Diese Patienten und Patientinnen, die immer wieder mit den Gesetzen in Konflikt kommen, gelten vielfach als ungeliebte Störenfriede im Praxisalltag oder in den Fachkliniken.

Gerade dieser Gruppe von Hilfe suchenden Menschen ist das vorliegende Buch gewidmet. Aus großer klinischer Erfahrung schöpfend und mit einer erkennbar menschlich mitfühlenden Haltung wird diese Patientengruppe vom Autor in den Fokus genommen. Das Buch möchte mit Vorurteilen aufräumen und zum psychodynamischen Verständnis dissozialer Menschen beitragen.

Den statischen Persönlichkeitsmodellen der Diagnostik, die ausschließlich mit negativen Begriffen operieren, werden neuere Ansätze zur dimensionalen Beschreibung gegenübergestellt. Eine entwicklungsorientierte Perspektive verweist auf kindliche Traumatisierungen und Mangelzustände, da oft diesen Patienten ihre Eltern aufgrund eigener emotionaler und sozialer Probleme nicht gerecht werden konnten. Frühe, durch Projektionen verzerrte Introjekte von Elternfiguren dürfen beim Therapeuten in der Gegenübertragung nicht zu schlicht negativen Haltungen gegenüber diesen versagenden Elternfiguren führen, weil dadurch die Patienten und Patientinnen selbst solche Vorbehalte auch gegen sich gerichtet erleben – wenn ihre inneren Bilder diese Elternfiguren enthalten. Die ausbeuterische Qualität von Beziehungen kann als Überlebensstrategie in desolaten Kindheitssituationen verständlich gemacht werden. Ichstrukturelle Besonderheiten und eine narzisstische Störungskomponente werden tiefgehend gewürdigt. Die Ressourcen der Betreffenden werden hervorgehoben.

Ein Kapitel über spezifische therapeutische Probleme befasst sich mit der erhöhten Impulsivität, den Motivationsproblemen, den Manipulationstendenzen und der Entwertung des therapeutischen Angebots. Übertragung und Gegenübertragung werden in einem eigenen Kapitel abgehandelt und verdeutlicht.

Eine Übersicht über wichtige Behandlungsaspekte schließt den therapeutischen Rahmen, die Therapiedauer und die Beachtung der sozialen Realität mit ein. Das Fazit betont die Bedeutung des Funkens von Hoffnung, den Therapeuten immer atmosphärisch vermitteln sollten, damit die Patienten aus ihren desolaten Lebenssituationen heraus neue Möglichkeiten erkennen können. Therapeutinnen und Therapeuten müssen die Leistung vollbringen, trotz aller Widrigkeiten an der Therapie für die Patienten festzuhalten und Stabilität zu bieten.

Ein wichtiges Buch über eine ungeliebte, aber bedürftige Patientengruppe. Eine von klinischer Erfahrung tief geprägte praktische Anleitung für Therapeuten und Helfende, die Probleme benennt und Hoffnung vermittelt, wo andere diagnostische Instrumente Unveränderbarkeit signalisieren.

*Franz Resch und Inge Seiffge-Krenke*

# 1 Vorbemerkungen

Dissoziale Verhaltensweisen und Persönlichkeitszüge finden sich bei ganz verschiedenen Menschen. Es können Personen mit neurotischen Störungen sein. Dissoziale Manifestationen finden wir aber auch bei Menschen mit Erkrankungen aus dem schizophrenen Formenkreis oder bei dementen Patient_innen[1] und auch bei Menschen, die psychisch gesund sind.

Mit der Charakterisierung »dissozial« beschreiben wir Personen, die sich nicht an die gesellschaftlichen Regeln halten und dadurch sozial auffällig werden. Es können eher geringfügige Abweichungen von den Normen sein, die eine bestimmte Gesellschaft als verbindlich erklärt. Es können aber auch gravierende Normverletzungen in Form von Gewalttaten und anderen Verletzungen der Integrität anderer Menschen sein. Bei dieser zuletzt erwähnten Gruppe wird im Allgemeinen die Diagnose einer »dissozialen« oder »antisozialen Persönlichkeitsstörung« gestellt (vgl. Dulz, Briken, Kernberg u. Rauchfleisch, 2017).

In den psychiatrischen und psychologischen Praxen sowie in Kliniken und anderen Institutionen treffen wir häufig mit Patient_innen zusammen, die nicht zu der engeren Gruppe der dissozialen bzw. antisozialen Persönlichkeiten gehören, sondern eine chronisch verlaufende dissoziale Entwicklung aufweisen. Vor allem um diese Gruppe von Patient_innen geht es in diesem Buch. Es sind nicht die Menschen, über deren spektakuläre Taten die Boulevardpresse in reiße-

1 Der in diesem Buch verwendete Gendergap, die mit Unterstrich gefüllte Lücke, dient der sprachlichen Darstellung aller sozialen Geschlechter und Geschlechtsidentitäten, auch jener, die über das Zweigeschlechtersystem hinausgehen.

risch aufgemachten Reportagen berichtet, nicht die »Unholde«, mit denen das Sensationsbedürfnis der Leser_innen befriedigt werden soll. Es sind vielmehr Personen, die immer wieder mit dem Gesetz in Konflikt geraten und deshalb auch mitunter lange Haftstrafen verbüßen müssen und deren Leben von Überschuldung, Problemen im Bereich von Arbeit und Wohnen, von Beziehungskonflikten, Substanzabusus, den verschiedensten psychischen Symptomen, aber auch von Aggressivität und Resignation geprägt ist.

Es sind vielfach unbeliebte Patient_innen (Rauchfleisch, 2011), deren Prognose als eher schlecht eingestuft wird und von denen es heißt, sie eigneten sich wegen ihrer »vielen sozialen Probleme« nicht für eine Psychotherapie, sondern bedürften eher einer sozialen Begleitung, sie verhielten sich oft »impulsiv« und seien »nicht für eine Psychotherapie motiviert«. Die Folge dieser Einschätzung ist ein geringes therapeutisches Engagement für sie, was sich nicht zuletzt darin niederschlägt, dass diese – zahlenmäßig keineswegs kleine – Patient_innengruppe im Allgemeinen nicht in den Curricula der psychotherapeutischen Ausbildungsinstitutionen auftaucht. Ich selbst habe dieses Manko in meiner psychoanalytischen Ausbildung erlebt und habe mich deshalb im Rahmen meiner therapeutischen Arbeit mit dissozialen Kindern, Jugendlichen und Erwachsenen sowie in meiner forensischen Tätigkeit intensiv mit dieser Art von Patient_innen in Forschung und Praxis beschäftigt (beispielhaft seien die folgenden Publikationen genannt: Rauchfleisch, 1981, 1999, 2013, 2017a).

In vielen Kliniken und Kriseninterventionsinstitutionen werden diese Patient_innen von den am wenigsten erfahrenen Kolleg_innen behandelt, die sich wegen der fehlenden Vorbereitung auf diese Patient_innen häufig überfordert fühlen. Die Folge ist, dass sie aufgrund dieser Erfahrung später beispielsweise in der eigenen Praxis nicht bereit sind, Patient_innen dieser Art zu übernehmen. Das vorliegende Buch möchte Hilfe bieten zum Verständnis der Psychodynamik von dissozialen Menschen und Möglichkeiten psychotherapeutischer Interventionen darstellen.

# 2 Zur Diagnostik dissozialer Menschen

Wie oben ausgeführt, finden wir dissoziale Verhaltensweisen und Persönlichkeitszüge bei völlig unterschiedlichen Menschen. Wie der Begriff »dis-sozial« zeigt, geht es um *Abweichungen von einem normkonformen Verhalten.* Im Gegensatz zu allen anderen Diagnosen der ICD und des DSM werden in diesen Diagnosekatalogen zur Beschreibung dieser Patient_innen nur sozial negative Etikettierungen verwendet.

So ist in der *ICD-10* die Rede von einer sie auszeichnenden »Missachtung sozialer Verpflichtungen« und einem »herzlosen Unbeteiligtsein an Gefühlen für andere«. Es fehle diesen Menschen an Schuldbewusstsein, und sie seien durch nachteilige Erlebnisse, einschließlich Bestrafung, »nicht änderungsfähig«. Ferner wiesen sie eine »Unfähigkeit zur Aufrechterhaltung dauerhafter Beziehungen« auf, obwohl sie keine Schwierigkeiten hätten, Beziehungen einzugehen; es bestehe eine »sehr geringe Frustrationstoleranz« und eine »niedrige Schwelle für aggressives, einschließlich gewalttätiges Verhalten«, und sie zeigten eine »deutliche Neigung, andere zu beschuldigen oder plausible Rationalisierungen für das Verhalten anzubieten, durch welches die Betreffenden in einen Konflikt mit der Gesellschaft geraten« sind.

In ähnlicher ausschließlich negativer Weise charakterisiert das *DSM-5* diese Patient_innen als egozentrisch und in ihrer persönlichen Zielsetzung am eigenen Nutzen orientiert. Es fehle ihnen Anteilnahme an den Gefühlen, Bedürfnissen oder dem Leiden anderer sowie an Reue nach dem Verletzen oder Misshandeln anderer Menschen. Als problematische Persönlichkeitsmerkmale werden genannt: Neigung zur Manipulation, Gefühlskälte, Unehrlichkeit, Feindseligkeit, Neigung zu riskantem Verhalten, Impulsivität und Verantwortungslosigkeit.

Bei dieser weitgehend statischen Sicht der Persönlichkeit dissozialer Menschen ist interessant, dass das Alternativmodell des DSM-5 in Sektion III das Konzept der Beeinträchtigung im *Funktionsniveau der Persönlichkeit* einführt. Dies stellt in diesem Symptomkatalog eine psychodynamische Erweiterung dar, wie sie auch von psychoanalytischer Seite von Kernberg (2009) vertreten wird. Mit Kernberg können wir bei den Persönlichkeitsstörungen zwischen drei Funktionsniveaus unterscheiden. Die Beurteilung, ob ein Patient einem hohen, mittleren oder tiefen Funktionsniveau zuzuordnen ist, erfolgt anhand der folgenden Kriterien:

- höhere oder archaische Abwehrformationen,
- besser oder schlechter integriertes Ich und Überich,
- Vorherrschen prägenitaler oder genitaler Konflikte.

Ähnlich wie bei der Symptomschilderung der ICD-10 und des DSM-5 rangiert die »antisoziale Persönlichkeit« auch bei dieser Differenzierung nach dem Strukturniveau am negativen unteren Rand des Spektrums (vgl. Clarkin, Yeomans u. Kernberg, 2008; siehe auch Rauchfleisch, 2019a). Sie wird hinsichtlich ihrer Schwere nur noch von der seit etlichen Jahren wieder verwendeten Diagnose »psychopathische Persönlichkeit« übertroffen (zum Konzept der Psychopathie siehe Hare, 1970, 2000, 2008).

Auch wenn wir bei vielen Menschen mit chronischen dissozialen Entwicklungen nicht alle der in ICD-10 und DSM-5 genannten Symptome finden und diese, soweit sie auftreten, nicht in so starker Form, werden dissoziale Menschen im Allgemeinen doch in eben dieser Weise beschrieben. Wie dargestellt, sind es ausschließlich negative soziale Etikettierungen, die insbesondere die Defizite dieser Menschen betonen. Wie später noch zu zeigen sein wird, sind diese Charakterisierungen in erheblichem Maße durch eine negative Gegenübertragung der Fachleute bedingt.

# 3 Zur Entwicklung dissozialer Menschen und ihren Folgen

## 3.1 Psychodynamische Besonderheiten

Bei aller Verschiedenheit, welche dissoziale Menschen aufweisen, gibt es doch einige wichtige Gemeinsamkeiten im Hinblick auf die Genese und Struktur ihrer Persönlichkeit. In den *Vorgeschichten* vieler Menschen mit dissozialen Entwicklungen finden wir Hinweise auf schwere *emotionale und soziale Deprivationen*. Dies zeigt sich beispielsweise in Erfahrungen von körperlicher und psychischer Gewalt, emotionaler Vernachlässigung und geringer Beziehungskonstanz durch häufige Verluste und Wechsel von Bezugspersonen. Oft hat es den später dissozialen Menschen in der Frühzeit ihrer Entwicklung an einer tragfähigen, ihnen emotionale Sicherheit vermittelnden Beziehung zu konstanten Bezugspersonen gefehlt. Diese emotionalen Belastungsfaktoren sind oft verbunden mit sozioökonomischen Schwierigkeiten wie Überschuldung der Herkunftsfamilien, Problemen im Bereich von Wohnen und Arbeit der Eltern und spannungsreichen elterlichen Ehen mit zum Teil erheblicher manifester Gewalt.

Die Folge ist ein bei den dissozialen Menschen seit früher Kindheit bestehendes Gefühl, einer unberechenbaren, feindseligen, angsterregenden Welt gegenüberzustehen. Das Leben wird für sie zu einem »Dschungelkampf, wo die Gefahr besteht, dass jeden Augenblick hinter einem Busch oder Baum ein Feind hervorspringt«, wie ein dissozialer Jugendlicher sein Lebensgefühl formulierte. Aufgrund dieser schwierigen Lebensumstände kommen dazu im Verlauf von Kindheit und Jugend vielfältige *soziale Defizite* in Form mangelhafter Schul- und Berufsausbildung, Überschuldung und im Fall von Haftstrafen das sozial stigmatisierende Etikett »vorbestraft«, das einer erfolgreichen sozialen Integration im Wege steht. Die Folgen der beschriebenen desolaten und zum Teil traumatischen Entwicklungsbedingungen sind *Bindungsstörungen* in Form von Bindungsdesorganisation, unsicher-distanzierter Bindungsrepräsentation und unverarbeiteten Traumata (Buchheim, 2017), wobei sich diese Bindungsstörungen in allen Lebensbereichen auswirken.

Für die Entwicklung von Menschen mit dissozialen Störungen sind erhebliche Beeinträchtigungen im Bereich ihrer Selbst- und Objektrepräsentanzen charakteristisch. Es ist ihnen nicht gelungen, ein integriertes Selbstkonzept zu entwickeln. Aufgrund einer mangelhaften Synthese von »guten« und »bösen« Introjekten besitzen sie keine kohärenten, ganzheitlichen Bilder von sich selbst und anderen Menschen. Aus diesem Grund kommt es zu einem Schwanken zwischen extrem voneinander abweichenden, schnell wechselnden Selbst- und Fremdeinschätzungen.

In psychodynamischer Hinsicht steht im Zentrum eine heftige orale Aggression aufgrund der frühen oralen Frustrationen. Ich habe deshalb bei Menschen mit dissozialen Fehlentwicklungen von einem *»oral-aggressiven Kernkonflikt«* gesprochen (Rauchfleisch, 1981, 1999, 2019a). Charakteristischerweise werden diese frühen oralen Frustrationen projektiv verarbeitet und führen zu paranoiden Verzerrungen der frühen Elternbilder. Im Sinne der Objektbeziehungstheorie von Kernberg (2009) dehnt sich der ursprünglich auf die Mutter gerichtete Hass auf den Vater aus und findet seinen Ausdruck dann in einer diesen Menschen gefährlich erscheinenden »vereinigten Mutter-Vater-Imago« (Kernberg, 2009). Dies ist nach meiner Erfahrung eine ähnliche Dynamik, wie Kernberg (2009) sie als charakteristisch für die Entwicklung von Borderline-Patient_innen beschrieben hat (siehe auch Rauchfleisch, 2019a): Es kommt bei den Betreffenden aufgrund ihrer Flucht aus den präödipalen Phasen mit oraler Wut und massiven Ängsten zu einer frühzeitigen Aktualisierung genitaler Triebstrebungen. Auf diese Weise versuchen diese Menschen, ihre oralen Abhängigkeitsbedürfnisse, nach denen sie sich sehnen und die sie gleichzeitig fürchten, zu verleugnen. Die genitalen Triebstrebungen werden mit prägenitaler Aggression aufgeladen, wodurch Hass und Neid die zentralen Themen in allen Beziehungen werden.

Auf diese Weise gelingt indes die Lösung des ödipalen Konflikts nicht, weil infolge der Spaltungsmechanismen (siehe Kapitel 3.2) im Patienten neben dem Bild der begehrten (ödipalen) Mutter auch die dissoziierte Repräsentanz der »bösen« (prägenitalen) Mutter besteht, vor der er fliehen muss. Diese von Green (1975) als »Bitriangulation« bezeichnete Konstellation zeigt sich eindrücklich im folgenden Traum eines jungen dissozialen Patienten:

»Aus einer Kloake, die wie ein Schwimmbad aussieht, taucht eine Horrorfrau auf. Sie ist riesig groß, hässlich und schrecklich anzusehen. Sie kommt auf mich zu, und mich packt furchtbare Angst. Ich beginne dann aber, mit ihr zu flirten. Da steigt, ebenfalls aus der Kloake, ein Eber auf und greift mich an. Es ist, als ob er der Mann dieser Horrorfrau ist. Erst als ich mich von ihr abwende, lässt er mich in Ruhe.«

Der Traum spielt in einer amorphen, unstrukturierten, dem Primärprozess nahen Atmosphäre (»Kloake«). Bei einer ersten Annäherung wirkt der Traum zwar wie die Darstellung einer ödipalen Konstellation. Bei genauerer Analyse erweist sich die Situation aber als Bild einer angstauslösenden »vereinigten Mutter-Vater-Imago« (in Gestalt der Horrorfrau und des Ebers) und weist damit auf die dem Traum zugrunde liegenden präödipalen Konflikte hin.

So wichtig die Erfassung der psychodynamischen Situation der Patient_innen ist, so vorsichtig müssen wir aber auch bei unseren Überlegungen zur Genese der Störungen sein. Wie ausgeführt, liegen der Entwicklung von dissozialen Menschen zwar spezifische Traumatisierungen aus ihren Beziehungen zu den signifikanten Personen der frühen Kindheit zugrunde. Wir würden jedoch den Eltern nicht gerecht und die reale Situation falsch einschätzen, wenn wir die Eltern unserer Patient_innen, und speziell die Mütter, als »Schuldige« an der Entwicklung ihrer Kinder empfänden. Gerade das Schicksal von dissozialen Menschen lehrt uns, dass ihre Eltern ihnen aufgrund eigener emotionaler und sozialer Probleme nicht gerecht werden konnten. Zudem müssen wir berücksichtigen, dass die uns von den Patient_innen vermittelten Bilder von früh an projektiv verzerrte Bilder von Eltern sind, auf die sich unermessliche orale Wünsche und zugleich projizierter Hass richten. Mit Recht hat Rohde-Dachser (1989) in ihrer Arbeit »Abschied von der Schuld der Mütter« darauf hingewiesen, dass unsere psychoanalytischen Theorien vielfach die »Schuld« bei den Müttern suchen und diesen Frauen damit absolut nicht gerecht werden. Die Beachtung dieser Situation erscheint mir besonders wichtig, weil wir sonst Gefahr laufen, in eine negative Gegenübertragung zu verfallen. Vorbehalte gegenüber den Müttern unserer Patient_innen zu haben heißt letztlich immer auch, Vorbehalte den Patient_innen gegenüber zu haben, weil wir mit der Mutter eine Person ablehnen, die für ihre Entwicklung wichtig war und deren Bilder sie verinnerlicht haben.

Durch die Bindungsstörungen und die aggressive Aufladung der Selbst- und Objektbilder werden auch die *Beziehungen* dissozialer Menschen stark geprägt. Diese Beziehungen sind oft brüchig und instabil und werden überladen mit unrealistischen Erwartungen an die Bezugspersonen, sodass die Enttäuschungen von vornherein einprogrammiert sind. Dabei kann es zu schnellen Wechseln zwischen Idealisierungen und Entwertungen kommen. Dies gilt für die privaten Beziehungen ebenso wie für die Beziehungen zu Therapeut_innen. Eine typische Situation dieser Art ist die folgende:

Ein Patient sagte mir: »Für mich sind Sie mein Vater, meine Mutter, mein Bruder und Freund. Ich liebe Sie wirklich, wie ein Sohn. Und ich habe sehr großen Respekt vor Ihnen.« Diese Idealisierung verkehrte sich jedoch kurze Zeit später in eine massive Entwertung, als er sich von mir nicht ernst genommen fühlte. Voller Ironie schleuderte er mir nun entgegen: »Ich danke Ihnen, dass Sie mich im Stich lassen mit einem Haufen von Problemen!«

Große Schwierigkeiten haben dissoziale Menschen in besonderer Weise auch im Hinblick auf ihre *Nähe-Distanz-Regulierung.* Für sie gibt es nur »Freunde« oder »Feinde«, wobei sie hier den Abwehrmechanismus der Spaltung einsetzen. Einer als »Freund« erlebten Person gegenüber zeigen sie eine extreme Kritiklosigkeit und suchen zu ihr Beziehungen von symbiotischer Qualität. Menschen, die sie der Kategorie »Feinde« zuordnen, sind für sie hingegen abgrundtief böse und werden zum Ziel heftiger Aggression.

Ein Patient hatte spätabends eine Frau getroffen, die ihm gegenüber klagte, keine Bleibe während der nächsten Nacht zu haben. Da ihm diese Frau leidgetan habe, habe er ihr angeboten, mit in seine Wohnung zu kommen. Sie habe dieses Angebot gerne angenommen. Am nächsten Morgen sei er vor ihr aufgestanden und habe Brötchen zum Frühstück geholt. Als er zurückgekommen sei, sei die Frau verschwunden gewesen - und mit ihr Geld und diverse Gegenstände, »alles, was sie nur wegschleppen konnte«! Im Gespräch über diese Situation äußerte der Patient seine tiefe Enttäuschung über diese Frau. Er habe sie doch so freundlich behandelt und ihr ein Quartier für die Nacht gegeben, und sie habe ihn so schamlos hintergangen. Er, der sonst oft extrem misstrauisch war, hatte sich in dieser Situation völlig unkritisch verhalten. Es war typisch für ihn, dass er andere Menschen entweder als »Freunde« oder als »Feinde« empfand, es aber im Kontakt mit anderen nie zu einer schrittweisen Annäherung kam.

Zu diesen Wechseln von »Freund« zu »Feind« kommt es durch die *Spaltungsmechanismen,* welche im Erleben von dissozialen Menschen eine große Rolle spielen (siehe Kapitel 3.2). So zeichnen sich ihre Beziehungen durch ein Oszillieren zwischen Extrempolen aus: Die Partner_innen werden von ihnen als nährend oder bestrafend empfunden, und sie erleben sich selbst in den Beziehungen als völlig hilflos oder als omnipotent.

In diesem Zusammenhang ist noch auf ein Persönlichkeitsmerkmal dissozialer Menschen hinzuweisen, das nach meiner Erfahrung im Allgemeinen falsch eingeschätzt wird. Es ist die – zum Teil auch unter Fachleuten – weit verbreitete Meinung, Menschen mit dissozialen Störungen verfügten nicht oder in nur geringem Maße über *Empathie*. Diese Ansicht schlägt sich auch in den Kriterien der ICD- und DSM-Diagnosen nieder, wenn dort die Rede davon ist, diese Patient_innen seien gefühlskalt und es zeichne sie ein herzloses Unbeteiligtsein an den Gefühlen anderer Menschen aus. Soweit es das manifeste Verhalten von dissozialen Menschen betrifft, scheint diese Ansicht völlig gerechtfertigt zu sein. Eine genauere Analyse ihres Verhaltens und der dahinterliegenden Motive lässt jedoch erkennen, dass sie sehr wohl über die Fähigkeit, Empathie zu entwickeln, verfügen (Rauchfleisch, 2012). Man kann sogar sagen, sie verfügen über eine große Empathie. Wie sonst sollten sie in der Lage sein, andere Menschen in der Art zu manipulieren, wie sie es oft tun? Ihr Erfolg in der Manipulation anderer ist gerade ihrer großen Empathie geschuldet, indem sie genau spüren, wo und wie ihre Bezugspersonen verführbar sind. Auch ihre »Treffsicherheit« dabei, andere Menschen narzisstisch zu verletzen, ist nicht möglich ohne eine große Empathie.

Das Problem bei dissozialen Menschen liegt allerdings darin, dass sie ihre Empathie in erster Linie, mitunter sogar ausschließlich, dafür nutzen, sich Vorteile zu verschaffen. So finden wir denn auch in vielen Schilderungen antisozialer Persönlichkeiten den Hinweis auf eine »ausbeuterische« Qualität ihrer Beziehungen. Diese moralisierend klingende Formulierung ist sachlich richtig. Beim Versuch, dieses Verhalten psychodynamisch zu verstehen, zeigt sich indes, dass Manipulationen und die einseitig zum eigenen Vorteil eingesetzte Empathie ein *Überlebensmechanismus* ist, mit dessen Hilfe es den Betreffenden in der desolaten Situation ihrer Kindheit und Jugend gelungen ist, »irgendwie über die Runden zu kommen«.

Die Brüchigkeit und die starken Schwankungen im Beziehungsbereich zeigen sich auch im Hinblick auf die *sexuellen Beziehungen* dissozialer Menschen. Wir finden bei ihnen oft einen chaotischen Beziehungsstil mit schnell wechselnden Sexualpartner_innen. Über die Sexualität versuchen sie, ihre immensen Wünsche nach

Zuwendung und Akzeptanz zu befriedigen, was jedoch misslingt, da es auch in diesem Bereich schnell zu Enttäuschungen und darauf folgend zu einem Beziehungsabbruch kommt. Außerdem sind ihre Beziehungen, wie oben dargestellt, mit prägenitaler Aggression aufgeladen.

## 3.2 Ich- und überichstrukturelle Besonderheiten

Die Bedingungen, unter denen die späteren dissozialen Persönlichkeiten aufgewachsen sind, haben ferner zu schwerwiegenden ich- und überichstrukturellen Problemen geführt. Unter den *ichstrukturellen Störungen* finden sich Beeinträchtigungen in den *kognitiven Funktionen* von Denken, Wahrnehmen sowie Antizipieren der Folgen dessen, was aus dem Verhalten in der Gegenwart resultiert, im Einsatz eines adäquaten Reizschutzfilters und in anderen Ich-Funktionen. Die beeinträchtigten Ich-Funktionen sind in vielen Situationen des täglichen Lebens nicht in der Lage, dem enormen affektiven Druck (vor allem herrührend von ihren immensen Wünschen, Ängsten und aggressiven Impulsen) standzuhalten, und werden von diesen Affekten geradezu überrollt. Die Folge ist eine *geringe Frustrationstoleranz,* hinter der eine herabgesetzte *Angsttoleranz* und eine geringe *Impulskontrolle* stehen, die typisch für viele Menschen mit schweren Persönlichkeitsstörungen sind (Kernberg, 2009). So führt die mangelhafte Angsttoleranz dazu, dass bereits eine geringfügige Steigerung von Unsicherheit und Angst bei diesen Patient_innen Ich-Regressionen mit alloplastischem Verhalten und panikartigen Reaktionen zur Folge hat.

Zu den Ich-Funktionen zählt die Psychoanalyse auch die *Abwehrmechanismen.* Der folgenden Darstellung der Abwehrformationen sei eine generelle Klärung vorangestellt. In der Fachliteratur und in Diskussionen von Fachleuten entsteht oft der Eindruck, es gehe bei den verschiedenen Störungsbildern jeweils um ganz spezifische Abwehrmechanismen. Diese Auffassung entspricht jedoch nicht ganz der Realität. Alle Menschen setzen mehr oder weniger die gleichen

Mechanismen ein. Pathologische Entwicklungen zeichnen sich vornehmlich dadurch aus, dass Menschen mit schwerwiegenden psychischen Störungen nur eine *begrenzte Zahl* von Abwehrmechanismen zur Verfügung haben und diese, ungeachtet ihrer inneren und äußeren Situation, immer wieder, fast reflexhaft, einsetzen. Charakteristisch für dissoziale Menschen ist, dass sie über eine nur relativ begrenzte Zahl von Abwehrmechanismen verfügen und diese ihr Erleben und Verhalten maßgeblich beeinflussen.

Einer der wichtigsten Mechanismen ist der der *Spaltung*. Charakteristisch für Spaltungen ist, dass die beiden Qualitäten »gut« und »böse« in der Selbst- wie in der Fremdwahrnehmung *absolut* gesetzt werden. Dabei dient die Spaltung dem betreffenden Menschen als Schutz vor dem Gefühl der Ambivalenz, weil ihm das gleichzeitige Erleben von Liebes- und Hassgefühlen aufgrund seiner instabilen Ich-Struktur unerträglich ist.

Eine typische Situation dieser Art ist etwa die, dass eine meiner dissozialen Patientinnen mir von ihrer neuen Arbeitsstelle berichtete, sie sei dort »überglücklich« und habe »die beste Chefin«, die sie sich vorstellen könne. Die Arbeitsbedingungen seien »perfekt«, und alle Mitarbeitenden seien »super«. Diese extreme Idealisierung brach indes schon nach kurzer Zeit in sich zusammen, als die Vorgesetzte an einem Morgen den Gruß der Patientin nicht so freundlich erwiderte, wie die Patientin es erwartet hatte. Nun war die Chefin plötzlich ein »intrigantes, arrogantes Arschloch« geworden, und die Patientin war durch nichts zu bewegen, weiter an dieser Stelle zu arbeiten. Sie beklagte nun auch die »schlechten Arbeitsbedingungen« und fand nur abwertende Worte für ihre Kolleginnen und Kollegen.

Bei Patient_innen dieser Art können schon durch geringfügige Enttäuschungen die extremen Idealisierungen in ebenso extreme Entwertungen umschlagen. Dabei ist es typisch für den Mechanismus der Spaltung, dass die jeweilige Befindlichkeit absolut gesetzt wird. Jeglicher Hinweis darauf, dass die geschilderte Patientin beispielsweise ihre Chefin vor kurzer Zeit noch außerordentlich positiv dargestellt hat, wird vehement zurückgewiesen. Durch die Spaltung schützen sich dissoziale Patient_innen vor dem ihnen unerträglichen Erleben von Ambivalenz.

Einen ähnlichen oft abrupten Wechsel von Idealisierung zu Entwertung können wir bei dissozialen Menschen auch im Hinblick auf ihr Selbstbild finden. So können sie in einer Situation von sich eine extrem negative Selbstschilderung geben, sich beispielsweise als »letzten Dreck« oder als »Abschaum der Gesellschaft« bezeichnen und sich schwerste Schuldvorwürfe machen und dann unversehens in einer arroganten, überheblichen Weise von sich als einer außergewöhnlichen Person mit hohen ethischen Standards sprechen und sich darüber beklagen, dass niemand ihren wahren Wert erkenne.

Zwei weitere Abwehrmechanismen, die bei vielen dissozialen Menschen eine zentrale Rolle spielen, sind die der *Idealisierung* und der *Entwertung*. Davon war bei der Darstellung des Spaltungsmechanismus schon die Rede. Sie stellen Hilfsmechanismen der Spaltung dar, denn ohne Idealisierungen und Entwertungen ist es unmöglich, einmal ein extrem positives, ein anderes Mal ein extrem negatives Bild von anderen Menschen und von der eigenen Person zu haben.

Hinzu kommt der Mechanismus der *Verleugnung*. Es geht hierbei nicht um ein banales Lügen, sondern als Abwehrmechanismus ist die Verleugnung – wie die anderen Abwehrmechanismen – im Sinne der Psychoanalyse ein unbewusster Vorgang. Um eine andere Person oder sich selbst einmal als »ganz gut« und ein anderes Mal als »ganz böse« zu erleben, müssen etliche Aspekte der Realität verleugnet, das heißt ausgeblendet werden.

Häufig verleugnen dissoziale Menschen nicht nur emotionale Anteile, sondern auch Aspekte der äußeren Realität. Dies kann mitunter ein extremes Ausmaß annehmen, sodass man versucht ist, anzunehmen, es sei kein unbewusster Vorgang, sondern eine bewusste Umdeutung der Realität. Gerade deshalb erscheint es mir wichtig, sich über die unbewusste Qualität dieses Mechanismus klar zu sein, da wir sonst die psychodynamische und ichstrukturelle Situation dieser Patient_innen fehlinterpretieren würden. Die mitunter extreme Intensität der Verleugnung sei am folgenden Beispiel veranschaulicht:

Ich begleitete einen dissozialen Patienten zum Arbeitsamt zwecks Klärung seiner beruflichen Eingliederung. Es war ein Tag im Winter, an dem die Straßen wegen der Schneeglätte mit Sand und feinem Kies gestreut waren. Als wir in das Büro des Sozialarbeiters kamen, der mit dem Patienten über die Klärung der beruflichen Situation sprechen wollte, wies der Patient, noch ehe der Sozialarbeiter etwas sagen konnte, mit Nachdruck darauf hin, dass er unbedingt Geld brauche. Der Sozialarbeiter reagierte freundlich und stellte in Aussicht, dass er vielleicht aus einem Fonds Geld für eine oder zwei Monatsmieten bekommen könne. Jetzt sei aber zuerst das Thema der beruflichen Eingliederung zu behandeln. Der Patient reagierte auf diesen freundlichen Hinweis in äußerst aggressiver Weise, beschimpfte den Sozialarbeiter und schlug plötzlich mit seinen Schuhen, deren Sohlen voll von Wasser, Sand und Kies waren, auf den Tisch des Sozialarbeiters. Zu mir gewandt meinte er, wir sollten gehen. Er habe es satt, mit einem »solchen Idioten« zu sprechen.

Nachdem wir den Raum verlassen hatten, besprach ich die Szene, die wir zusammen erlebt hatten, in einer Ecke des Arbeitsamtes mit dem Patienten. Ich wies ihn zum einen darauf hin, wie inadäquat und aggressiv sein Verhalten gewesen war, und zum anderen sagte ich ihm, dass wir zusammen vor wenigen Minuten etwas erlebt hätten, über das wir früher bereits in etlichen Therapiesitzungen gesprochen hatten: Der Patient hatte mir nämlich mehrfach berichtet, dass er zu einer Institution komme und »plötzlich hinausgeworfen« werde. Ich hatte bei solchen Schilderungen immer wieder darauf hingewiesen, dass der Patient aus der Kette der Ereignisse einige Glieder ausgelassen habe; denn es sei unmöglich, dass er eine Institution oder eine Person aufsuche und ohne Grund hinausgeworfen werde. Jetzt hätten wir eben zusammen erlebt, welches Glied der Kette er bei solchen Schilderungen ausgelassen hat, nämlich sein eigenes provokatives Verhalten.

Der Patient schaute mich bei dieser Intervention ungläubig an und entgegnete im Brustton der Überzeugung, das sei nun »wieder einmal« meine maßlose »Übertreibung«. Selbstverständlich habe er seine schmutzigen Schuhe nicht auf den Schreibtisch des Sozialarbeiters gelegt: »Das ist allein Ihre Psycho-Fantasie!« Da es sich hier um ein Gespräch nur wenige Minuten nach der Szene im Zimmer des Sozialarbeiters handelte, könnte man meinen, der Patient habe bewusst die ihm unangenehme Realität in Form eines banalen Abstreitens, also einer bewussten Lüge, verleugnet. Die Überzeugung und Empörung über mich, mit der er seine Reaktion formulierte, zeigte mir aber, dass ich sein Verhalten mit einer solchen Annahme falsch interpretieren würde. Es ging nach meiner Einschätzung nicht um eine bewusste Lüge, sondern um die extreme Form des unbewussten Abwehrmechanismus der Verleugnung.

Als sehr schwierig erweist sich in den Psychotherapien von dissozialen Menschen die Arbeit an den Abwehrmechanismen der *Projektion* und der *projektiven Identifizierung.* Diesen Mechanismen liegen das oben erwähnte große Aggressionspotenzial dieser Patient_innen, ihre ichstrukturell bedingte geringe Introspektionsfähigkeit, ihr rigides Über-ich mit sadistischen Kernen und die starken Insuffizienzgefühle aufgrund ihrer narzisstischen Störung zugrunde. Durch die Projektion vor allem ihrer aggressiven Impulse entledigen sie sich des inneren, ihnen unerträgliche Konflikts und sehen alles »Böse« in der Außenwelt. Ein für dissoziale Menschen typisches Verhalten ist, die »Schuld« immer nur bei anderen Menschen zu suchen und (mithilfe des Mechanismus der projektiven Identifizierung) eigene aggressive Aktionen als »selbstverständliche Notwehr« zu deklarieren. Da die projektiven Prozesse den Realitätsbezug der Patient_innen erheblich beeinträchtigen und zu vielfältigen sozialen Konflikten führen, muss dem Abbau dieser Mechanismen in der Behandlung große Aufmerksamkeit geschenkt werden. Zugleich müssen wir uns als Therapeut_innen aber auch darüber klar sein, dass ein Abbau wegen der Schutzfunktion, welche die Projektion für diese Patient_innen besitzt, nur schrittweise möglich ist.

Ein weiterer Abwehrmechanismus, der das Erleben und Verhalten von dissozialen Menschen in starkem Maße prägt, ist der Mechanismus der *Verkehrung ins Gegenteil.* Hier wird Passivität in Aktivität verkehrt. Der Verkehrung ins Gegenteil liegt die tiefe Angst der dissozialen Menschen zugrunde, einer Situation der Ohnmacht und Hilflosigkeit, wie sie sie in der Kindheit aufgrund traumatischer Beziehungserfahrungen erlebt haben, ausgeliefert zu sein. Die Folge ist ein Stürzen in Aktivität, gleichsam eine Flucht nach vorn, was häufig in Form von aggressiven Durchbrüchen geschieht.

Wie in Kapitel 2 ausgeführt, dominieren in den ICD- und DSM-Diagnosen der dissozialen und antisozialen Persönlichkeitsstörung Hinweise auf eine mangelnde Gewissensinstanz. Es ist von herzlosem Unbeteiligtsein, Unehrlichkeit, fehlendem Schuldbewusstsein und Verantwortungslosigkeit die Rede, was darauf schließen lässt, dissoziale Menschen zeichneten sich durch ein mangelhaft ausgebildetes *Überich* aus. Dies ist indes nur die »Oberfläche«. Eine genauere, in die Tiefe ihrer Persönlichkeit gehende Untersuchung zeigt, dass sie sehr wohl ein Überich ausgebildet haben, das sogar extrem sadistische Anteile enthält.

Ein das Überich dissozialer Menschen kennzeichnendes Phänomen sind sadistische Überich-Kerne (Glover, 1956), die wir als Niederschlag verinnerlichter aggressiv aufgeladener Beziehungserfahrungen verstehen können. Wie in der Kindheit rücksichtslose, strafende Personen sie behandelt haben, so gehen diese Menschen heute mit sich selbst und anderen um. Dabei kommt es auch im Überich zu projektiven Prozessen (Projektion der sadistischen Überich-Kerne auf Überich-Träger in der Außenwelt) und zu Spaltungen zwischen einem sadistischen Anteil, der zu massiven Selbstvorwürfen und Selbstbestrafungen führt, und einem grandiosen Anteil, der sich das Recht zuspricht, sich über alle sozialen Regeln hinwegzusetzen.

## 3.3 Die narzisstische Störungskomponente

Ein weiterer, das Leben dissozialer Menschen erheblich beeinträchtigender Störungsbereich ist ihr zum Teil massiv herabgesetztes *Selbstwertgefühl.* Es ist charakteristisch für sie, dass sie häufig ein *pathologisches Größenselbst* zur Kompensation ihres geringen Selbstwertgefühls entwickelt haben. Dieses Größenselbst mit den »Bausteinen« des Realselbst, des Idealselbst und der Idealobjekte ist im Sinne Kernbergs (2009) eine Formation, die sich eindeutig vom normalen kindlichen Narzissmus unterscheidet und von früh an eine pathologische Struktur aufweist.

Die narzisstischen Störungsanteile sind bei Menschen mit dissozialen Entwicklungen insofern besonders problematisch, als sie aufgrund ihrer vielfältigen sozialen Defizite kaum Kompensationsmöglichkeiten im sozialen Leben haben. Aus diesem Grund finden wir bei dissozialen Persönlichkeiten oft besonders stark ausgeprägte Grandiositätsvorstellungen, mit denen sie sich vor der Einsicht in ihre desolate Realität zu schützen versuchen. Das Problem liegt darin, dass sie sich dadurch immer weiter von der Realität entfernen und ihre Idealvorstellungen immer höher schrauben, sodass die Kluft zwischen Realität und Fantasie schließlich unüberbrückbar wird und ihnen alle realen Erfolge nichtig erscheinen.

Ein dissozialer Patient wurde mir von einer Sozialdienststelle geschickt, nachdem er jahrelang nicht berufstätig gewesen war und in desolaten sozialen Verhältnissen lebte. Zur vereinbarten Sitzung erschien der Patient nicht rechtzeitig, sondern telefonierte mehrfach, um mir mitzuteilen, dass er »geschäftlich« noch aufgehalten werde. Er bemühe sich aber, sobald wie möglich zu kommen. Fünf Minuten vor Ende der Sitzung erschien er, warf sich in meinem Sprechzimmer stöhnend in den Stuhl und seufzte, es sei einfach zu viel für ihn. Er führe ein großes Fuhrgeschäft mit 15 Lastwagen, die Transporte quer durch Europa erledigten. Eben habe er noch mehrere Lastwagen auf die Fähre nach Dänemark umleiten müssen. Dies sei der Grund für seine Verspätung.

Diese Angaben standen in krassem Widerspruch zu dem, was ich von der Mitarbeiterin der Sozialhilfe über seine soziale Situation erfahren hatte. Der Patient präsentierte mir ein extrem aufgeblähtes Größenselbst, das keinen Bezug zur Realität hatte. In dieser Inszenierung lag allerdings eine wichtige Botschaft, nämlich dass er nicht als mir unterlegener Bittsteller zu mir kam, sondern mir quasi auf Augenhöhe als ebenbürtiger Geschäftsmann begegnen wollte. Ich habe die grandiose Selbstinszenierung nicht angesprochen, sondern in der kurzen noch verbleibenden Zeit einen neuen Termin mit ihm vereinbart, den er einzuhalten versprach - allerdings mit dem Hinweis: »Wenn mein Arbeitsplan mir nicht wieder einen Strich durch die Rechnung macht.«

Zur nächsten Sitzung erschien der Patient mit einer nur geringfügigen Verspätung und teilte mir mit, er habe sein Fuhrgeschäft reduziert. Die beruflichen Belastungen seien zu groß für ihn geworden. Er habe jetzt nur noch einen Lastwagen. Ich habe auch diese Information unkommentiert gelassen, habe das Vorgehen in der geplanten Psychotherapie besprochen und mit ihm ein anamnestisches Gespräch über seine Kindheit geführt. Zu den folgenden Sitzungen kam der Patient jeweils mit Verspätungen von fünf bis zehn Minuten, erwähnte aber sein Transportgeschäft nicht mehr.

In der sechsten Sitzung wirkte er niedergeschlagen und berichtete mir, er müsse die Wohnung, die ihm ein Bekannter für kurze Zeit überlassen habe, heute verlassen. Er sei verzweifelt, weil er nicht wisse, wohin er gehen könne. Dieser Mitteilung, die der Realität zu entsprechen schien, entnahm ich, dass die Zeit vielleicht reif dafür sei, seine reale desolate soziale Situation anzusprechen. Ich sagte deshalb, es sei sicher schwierig und bedrückend für ihn, ohne Arbeit, ohne Einkommen und nun auch noch ohne Wohnung zu sein. Der Patient stimmte mir stumm nickend zu. Mit keinem Wort erwähnte er das angebliche Transportgeschäft.

In der therapeutischen Arbeit mit dissozialen Menschen erlebe ich immer wieder derartige Situationen: Sie geben Schilderungen ab, die eindeutig *Pseudologien* darstellen und in keiner Weise der äußeren Realität entsprechen. Damit vermitteln mir die Patient_innen aber ein eindrückliches Bild ihrer *inneren Realität.* Ich fasse die pseudologische Darstellung wie einen Traum auf, der mir ein Bild von ihrer inneren Welt vermittelt.

Da es, wie bei dem beschriebenen Patienten, oft hoch narzisstische Konstruktionen ihres Größenselbst sind, gebe ich dazu im Allgemeinen keinen Kommentar ab, da mir klar ist, dass dies eine empfindliche narzisstische Kränkung für die Betreffenden sein würde. Wie das Beispiel zeigt, gelingt es auf diese Weise, dass die Patient_innen im Laufe der Zeit von selbst Abstand von diesen grandiosen Entwürfen nehmen und dann von meiner Seite her die desolate äußere Realität benannt werden kann.

## 3.4 Eine mir wichtige Zwischenbemerkung

Nach der Schilderung der psychodynamischen Besonderheiten dissozialer Patient_innen, ihrer ich- und überichstrukturellen Störungen und ihrer narzisstischen Störungsanteile kann der Eindruck entstehen, es seien Menschen, die ein *»Bündel von Defiziten«* darstellten. Dies wäre aus zwei Gründen eine falsche, verhängnisvolle Einschätzung. Zum einen entspräche dieser Eindruck *nicht der Realität.* Wenn Menschen trotz schwierigster Bedingungen Kindheit und Jugend überlebt haben, müssen sie zumindest über gewisse *Ressourcen* verfügen, die sie als *Resilienzfaktoren* nutzen konnten. Untersuchen wir die Lebensgeschichten von dissozialen Patient_innen genauer, so stoßen wir *immer* auf Faktoren, die einen protektiven Einfluss auf sie gehabt haben. Dies kann eine zumindest phasenweise gute, emotional einigermaßen verlässliche Beziehung zu einem Elternteil oder einer anderen für das Kind wichtigen Person außerhalb der Familie sein, etwa in einer Institution für Kinder (siehe die Katamnese zur Wirksamkeit der Heimerziehung von Crain, 2011). Es können auch Persönlichkeitsfaktoren wie eine gute Intelligenz und Offenheit für neue Erfahrungen sein. Wichtig ist in diesem Zusammenhang aber auch, ob früh *erzieherische oder therapeutische Maßnahmen mit den daraus entstehenden positiven Bindungserfahrungen im Umgang mit den Therapeut_innen* eingeleitet worden sind (Crain, 2005, 2011). Ich habe etliche Kinder erlebt, die ohne eine Psychotherapie im Kindes- und frühen Jugendalter vermutlich zu dissozialen Persönlichkeiten geworden wären.

Es ist interessant – und bezeichnend für die negative »Gegenübertragung« auch von den Forschenden! –, dass das Thema »Resilienz und Ressourcen« im Zusammenhang mit Dissozialität nur äußerst selten behandelt wird, obwohl es doch gerade bei diesen Menschen mit ihren vielfältigen Beeinträchtigungen besonders wichtig wäre. So findet sich das Stichwort »Resilienz« in dem 693 Seiten umfassenden »Handbuch der Antisozialen Persönlichkeitsstörung« (Dulz et al., 2017) nur auf einer einzigen Seite – und dies in einem Beitrag über »Neurobiologie und Bildgebung der Antisozialen Persönlichkeitsstörung« (Müller, 2017)!

Dissoziale Menschen als »Bündel von Defiziten« zu betrachten wäre auch aus einem zweiten Grund eine fatale Einschätzung: Eine solche Einstellung würde einen *tiefen therapeutischen Pessimismus zur Folge haben* und Therapeut_innen davon abhalten, eine Psychotherapie mit diesen Patient_innen zu beginnen. Wie beschrieben, finden wir im Leben dissozialer Menschen immer Ressourcen, die sie als Resilienzfaktoren haben nutzen können, um selbst mit schwierigen psychischen und sozialen Krisen einigermaßen erfolgreich umzugehen.

In der Psychotherapie solcher Patient_innen kommt es deshalb darauf an, die bei ihnen bestehenden Ressourcen aufzuspüren und in der Behandlung zu nutzen. Die Arbeit an und mit den Ressourcen erweitert den Handlungsspielraum der Patient_innen und dient zugleich der Stabilisierung ihres Selbstwertgefühls. Um diesen Schritt zu tun und sich vor der Gefahr einer einseitig negativen Gegenübertragung zu schützen, erscheint mir ein *Perspektivenwechsel von der Pathogenese zur Salutogenese* (Antonovsky, 1997) notwendig, was zu einer *ressourcenorientierten Sicht* (Willutzki, 2000) führt.

# 4 Spezifische therapeutische Probleme

Aus den beschriebenen ich- und überichstrukturellen Störungen, den prägenitalen Konflikten mit dem »oral-aggressiven Kernkonflikt« und den narzisstischen Störungsanteilen resultiert im Verbund mit den sozialen Defiziten der dissozialen Menschen eine Reihe von Problemen, welche die Psychotherapie mit ihnen schwierig macht und einige Modifikationen des therapeutischen Vorgehens erfordert.

## 4.1 Die erhöhte Impulsivität, das »handlungsmäßige Inszenieren innerer Konflikte in der Außenwelt«

Eines der charakteristischsten Merkmale von Menschen mit dissozialen Fehlentwicklungen ist ihre Impulsivität. Wie in Kapitel 3.2 geschildert, besitzen sie wegen ihrer ichstrukturellen Störungen eine mangelnde Steuerungsfähigkeit, und es kommt bei ihnen immer wieder zu Impulsdurchbrüchen in Form von Wutausbrüchen, Alkohol- und Drogenexzessen und deliktischen Aktivitäten. Dadurch wird der Umgang mit ihnen schwierig. In der Fachliteratur wird in diesem Zusammenhang oft von »Agieren« gesprochen, wobei der Begriff des Agierens sehr negativ konnotiert ist und im Allgemeinen negative Gegenübertragungsgefühle auslöst. Aus diesem Grund verwende ich die im Titel dieses Kapitels genannte Umschreibung »handlungsmäßiges Inszenieren innerer Konflikte in der Außenwelt«. Diese Umschreibung schafft eine größere emotionale Distanz zu den Aktionen dieser Patient_innen und fordert dazu auf, zu untersuchen, welche innerseelischen Konflikte sich in den Externalisierungen artikulieren.

Es geht darum, die *unbewussten Motive*, die der Impulsivität zugrunde liegen, zu ermitteln und das impulsive Verhalten als *Mittel der Kommunikation* zu verstehen. Die Fragen, die ich mir stelle, wenn ein Patient mir von impulsiven Aktionen berichtet, sind beispielsweise: »Warum hat der Patient sich so verhalten?«, »Warum in dieser Situation?«, »Warum gegenüber dieser speziellen Person?« und »Warum berichtet er mir davon?«. Ebenso stellt sich im Fall eines impulsiven Verhaltens in der Therapie die Frage: »Was bezweckt der Patient damit? Was will er mir damit sagen?«, wobei es im Allgemeinen nicht um ein bewusstes, sondern um ein dem Patienten selbst unbewusstes Motiv geht. Die wichtigsten Hintergründe und Motive des handlungsmäßigen Inszenierens innerer Konflikte in der Außenwelt sind die folgenden:

- Das manifeste Verhalten des Patienten vermittelt ein *Bild seiner inneren Situation.*

Ein dissozialer Patient war in seinem privaten Umfeld wie in seinem Umgang mit den verschiedenen Institutionen, mit denen er zu tun hatte, extrem unbeliebt, weil er seine Bezugspersonen durch sein wirres, keine Regeln einhaltendes Verhalten »zur Weißglut« brachte, wie eine Mitarbeiterin der Sozialhilfe es treffend formulierte. Seine innere chaotische Situation schwappte gleichsam auf seine Umgebung über, und es war auch in den Therapiesitzungen äußerst schwierig, wenigstens eine gewisse Struktur in den Ablauf zu bringen. Besonders deutlich wurde mir dies, als ich vereinbart hatte, bei einer Sitzung in einer Institution für berufliche Rehabilitation anwesend zu sein. Die Sitzung war für morgens acht Uhr in einer Institution angesetzt, in der ich schon mehrfach mit anderen Patienten gewesen war. Als ich an dem vereinbarten Vormittag in der Straßenbahn saß, befielen mich plötzlich massive Zweifel, ob ich mich nicht im Tag geirrt hätte. Ein Blick in meine Agenda belehrte mich, dass das Datum stimmte. Kaum war dies geklärt, als mich Zweifel beschlichen, ich könnte eine falsche Zeit notiert haben. Wieder überzeugte ich mich durch einen Blick in meine Agenda, dass die Zeit acht Uhr stimmte. Plötzlich drängte sich mir der Gedanke auf, ob das Treffen tatsächlich in dieser Rehabilitationsinstitution vereinbart sei und ob ich die richtige Adresse notiert hätte. Die quälenden Zweifel an der Zeit und dem Ort der Sitzung blieben trotz aller Kontrollen mittels meiner Agenda bestehen, bis ich die Institution erreicht hatte.

Diese Erfahrung zeigte mir in eindrücklicher Weise, dass ich in meiner Gegenübertragung in das gleiche Chaos geraten war, wie es im Inneren meines Patienten mit seinem wirren, impulsiven Verhalten bestand. Obwohl ich meine Zweifel während der Straßenbahnfahrt zu der Rehabilitationsinstitution immer wieder an der Realität meiner Agenda überprüft hatte, war es mir nur unzureichend gelungen, meine Ich-Funktionen der Wahrnehmung und Orientierung funktionsfähig zu halten.

Menschen mit dissozialen Fehlentwicklungen zeigen häufig ein impulsives, mitunter auch gewalttätiges Verhalten gegenüber Autoritätspersonen. Dies rührt zum Teil von ihren Erfahrungen der frühen Kindheit her, als sie ohnmächtig der Gewalttätigkeit ihrer erwachsenen Bezugspersonen ausgesetzt waren. In dem Aufbegehren gegen Autoritätspersonen zeigt sich aber auch ein in ihrem Unbewussten stattfindender *Kampf gegen eigene sadistische Überich-Anteile,* der *externalisiert* wird. Wie oben beschrieben, zeichnet sich die Überich-Instanz dissozialer Menschen durch sadistische Überich-Kerne (Glover, 1956) aus, gegen die diese Patient_innen einen verzweifelten Kampf führen. Eine Möglichkeit, sich vor den sadistischen Anteilen ihres Überichs zu schützen, ist die, den Kampf, der eigentlich im eigenen Inneren tobt, zu *externalisieren* und gegen Überich-Träger in der Außenwelt zu führen. Diese Überich-Träger, gegen die sich die projizierten Aggressionen richten, können private Bezugspersonen der Patient_innen und staatliche Instanzen (z. B. Polizei oder Gericht), aber auch wir Therapeut_innen sein.

- Ein zweites unbewusstes Motiv des handlungsmäßigen Inszenierens innerer Konflikte in der Außenwelt ist, die *Umgebung zu zwingen, die Steuerung zu übernehmen,* über die die Patient_innen selbst nicht verfügen. Indem die Menschen mit dissozialen Fehlentwicklungen impulsiv reagieren oder andere inadäquate Verhaltensweisen zeigen, ist die Umgebung gezwungen, steuernd einzugreifen. Ein solches Eingreifen verhindert eine psychische Desintegration und hilft den Betreffenden, wieder auf ein höheres Funktionsniveau zu kommen. Diese Dynamik zeigt sich bei sozialen Konflikten dieser Patient_innen, aber auch in Situationen, in denen wir als Therapeut_innen steuernd eingreifen müssen, um den Therapierahmen ebenso wie die Patient_innen, ihre Bezugspersonen und uns selbst zu schützen. Hier gilt es in besonderer Weise, auf eine klare *Grenzsetzung* in der Therapie zu achten (zur Grenzsetzung siehe auch Kapitel 6.2). Eine vergleichsweise harmlose Situation stellt die folgende dar:

Ein Patient brachte mir in einer Therapiestunde einen Brief mit, in dem er einer Frau seine Liebe gestand. Er berichtete, er habe diese Frau mehrfach beobachtet, wie sie in ein seiner Wohnung gegenüberliegendes Haus gegangen sei, und er habe auch gesehen, welchen der Briefkästen am Haus sie benutze. Er habe bisher aber nie gewagt, sie anzusprechen, und wolle ihr nun einen Liebesbrief in den Briefkasten werfen. Er bat mich, diesen Brief »kurz auf orthografische Fehler hin anzuschauen«.

Dies war eine Situation, in der ich mich fragte, warum der Patient mir den Liebesbrief zeigte. Es konnte nicht nur der Wunsch nach einer orthografischen Korrektur sein, sondern offenbar verfolgte er – unbewusst – noch ein anderes Ziel. Als ich den mehrseitigen Brief las, wurde mir schlagartig klar, warum der Patient mir den Brief zeigte: Der Brief enthielt eine Auflistung sämtlicher Delikte, die der Patient verübt hatte – und das waren nicht wenige, zum Teil auch schwerwiegende wie Raub und sogar ein Vergewaltigungsversuch und ein tätlicher Angriff auf eine Frau! Mir wurde klar, dass er mich mit dem Vorlegen des Briefes bat, die Funktion der Realitätskontrolle und der Steuerung seines Verhaltens zu übernehmen, die er selbst nicht herzustellen vermochte.

Mir war klar, dass sich der Patient narzisstisch gekränkt fühlen würde, wenn ich diesen seinen unbewussten Wunsch ausgesprochen und ihm direkt gesagt hätte, dass er einen solchen Brief nicht abschicken könne. Ich habe ihm deshalb vorgeschlagen, dass wir uns Zeit für das Gespräch über den Brief nehmen sollten. Es sei ja ein sehr ausführlicher, »komplexer« Brief mit »sehr vielen Informationen«, und ihm sei sicher wichtig, dass die Frau ihn auch positiv aufnehme. Deshalb würde ich vorschlagen, dass wir uns diese und auch die folgende Therapiesitzung damit beschäftigen sollten. Der Patient willigte ein.

Schritt um Schritt konnte ich in dieser und der folgenden Sitzung mit dem Patienten klären, was er der Frau mitteilen wollte und wie seine Darstellung bei ihr vermutlich ankommen würde. Das hieß: Wir arbeiteten an den Ich-Funktionen der Wahrnehmung, der antizipierenden Ich-Funktion, der Realitätskontrolle und an seiner Einfühlung in das Gegenüber. Als er sich dessen bewusst wurde, dass die Reaktion der Frau mit größter Wahrscheinlichkeit Ablehnung gewesen wäre, konnte ich ihm auch - vorsichtig - klarmachen, dass er durch die Art seiner Darstellung, ohne sich dessen bewusst zu sein, genau das herbeigeführt hätte, was er immer fürchtete, nämlich abgelehnt zu werden. Auf diese Weise konnte ich ihm in dieser Situation wenigstens ansatzweise aufzeigen, dass er sich durch diesen Brief seine Annahme, immer Opfer von Zurückweisungen zu sein, bestätigt hätte.

Der Patient, der sonst wenig Introspektionsfähigkeit zeigte, wurde am Ende der zweiten Sitzung nachdenklich und meinte schließlich, es sei doch gut, dass er mir den Brief gezeigt habe. Dies hieß: Er sah, dass es sinnvoll gewesen war, dass er in diesem Fall nicht wie sonst so oft in seinem Leben blindlings gehandelt, sondern in der Therapie sein Handeln noch reflektiert hatte. Er entschied sich am Ende, den Brief nicht abzuschicken, sondern zu versuchen, die Frau auf der Straße zu treffen und direkt anzusprechen.

- Oft dient das impulsive Verhalten den Menschen mit dissozialen Fehlentwicklungen auch zur *Validierung von Projektionen.* Da ihr sozial störendes Verhalten beispielsweise strafende, ablehnende Reaktionen der Umgebung zur Folge hat, können die Patient_innen sich immer wieder bestätigen, dass sie die »armen Opfer« sind. Die Validierungen von Projektionen sind therapeutisch insofern oft schwierig zu bearbeiten, als diese Patient_innen durch ihr provokatives Verhalten die Umgebung häufig so manipulieren, dass sich die Bezugspersonen tatsächlich in ungerechtfertigt erscheinender Weise strafend und entwertend verhalten und damit die Patient_innen, von außen gesehen, »Opfer einer bösen Umwelt« zu sein scheinen.
- Das impulsive Verhalten kann auch als Ausdruck einer *»Flucht nach vorn«* verstanden werden. Menschen mit dissozialen Fehlentwicklungen haben von Kindheit an erlebt, dass sie mächtigen Aggressoren hilflos ausgeliefert waren. Tief in ihnen hat sich deshalb eine Angst geradezu existenzieller Art entwickelt, sodass sie unter allen Umständen in Zukunft derartige Situationen zu vermeiden versuchen. Sehen sie sich einer Situation gegenüber, in der sie sich hilflos und ohnmächtig fühlen, kommt es fast reflexartig zum Einsatz des Abwehrmechanismus der *Verkehrung ins Gegenteil* (siehe Kapitel 3.2), mit dem sie die unerträgliche Passivität in Aktivität verkehren. Die impulsive Aktion ist insofern nicht primär Ausdruck der Aggression, sondern bedient sich der Aggression zum Schutz der Persönlichkeit.
- Impulsive, vor allem selbstschädigende Handlungen können eine *Reinszenierung erlebter Traumata* sein. Hier stellt beispielsweise die autoaggressive Handlung am eigenen Körper eine unbewusste Wiederholung von früher erlittenen Misshandlungen dar. Möglich ist auch eine Neigung zur *Reviktimisierung,* wie Wöller und Kruse (1998, S. 160) sie bei der »ambivalent-unsicher gebundenen Person mit Anklammern einerseits und wütendem Protest andererseits« beschreiben, eine Dynamik, die wir vielfach bei dissozialen Personen finden (siehe das in Kapitel 4.2 beschriebene Sehnsuchts-Angst-Dilemma).

- Das handlungsmäßige Inszenieren innerer Konflikte in der Außenwelt wird, wie ich oben ausgeführt habe, oft als »Agieren« bezeichnet und damit negativ konnotiert. Mitunter kommt es in der Psychotherapie zu einem derartigen Handeln, für das wir zunächst keine Erklärung haben. Besonders dann erscheint es mir wichtig, nach dem hintergründigen Sinn zu fragen und das Handeln als eine »Sonderform der Kommunikations- und Äußerungsweise« (Sandler, Dare u. Holder, 1973) zu verstehen.

Das folgende Verhalten eines Patienten war mir völlig unverständlich, und doch spürte ich, dass darin eine Botschaft an mich lag, die ich zunächst aber nicht zu entschlüsseln vermochte. Während mein Sprechzimmer renoviert wurde, empfing ich meine Patient_innen für ein paar Wochen im Zimmer eines Kollegen. Als der Patient das neue Zimmer betrat, sah er eine Waage in der Ecke stehen und bat, sich wiegen zu dürfen. Er bat mich, neben ihn zu treten und das Ergebnis mit ihm anzuschauen. Seine Frage an mich war: »Was meinen Sie dazu?« Da der Patient weder untergewichtig noch adipös war, war mir unklar, was diese Frage bezweckte. Ich fragte ihn, ob er ein Problem mit seinem Gewicht habe, was er indes verneinte. Ich äußerte, dass sein Gewicht mir »in Ordnung« zu sein scheine. Der Patient nahm das ohne weiteren Kommentar auf.

In der folgenden Therapiesitzung spielte sich das Gleiche ab: Wieder trat der Patient auf die Waage, bat mich, mit ihm das Ergebnis anzuschauen, und fragte mich, was ich zu seinem Gewicht meine. Wieder antwortete ich, dass meiner Meinung nach sein Gewicht »in Ordnung« sei. Auch in der dritten Therapiesitzung spielte sich die gleiche Szene ab.

Bei meinem Versuch, dieses Verhalten des Patienten zu verstehen und die darin liegende unbewusste Botschaft zu dechiffrieren, kam mir der Gedanke, dass der Patient vielleicht lediglich von mir die Bestätigung dafür haben wollte, dass er »in Ordnung« sei. Mir fiel ein, dass er sonst in seinem Umfeld praktisch nur Ablehnung erfuhr und dass die Menschen, die mit ihm zu tun hatten, sich von ihm wegen seines wenig gepflegten Äußeren und seines aggressiven Verhaltens im Allgemeinen zurückzogen. Als ich die Hypothese entwickelt hatte, es gehe ihm in der Therapie vielleicht darum, von mir zu hören, er sei »in Ordnung«, bat der Patient in den nächsten Sitzungen nicht mehr darum, sich zu wiegen. Ich vermute, dass sich der in mir abgelaufene innere Dechiffrierungsprozess dem Patienten mitgeteilt hatte und ihm meine Bestätigung im Sinne einer narzisstischen Gratifikation ausreichte.

## 4.2 Die »mangelnde« Motivation

In Diskussionen im Kolleg_innenkreis ebenso wie in der Fachliteratur über die Behandlung von dissozialen Menschen taucht regelmäßig das Argument auf, derartige Therapien scheiterten oft oder kämen gar nicht erst zustande, weil diese Patient_innen keine Motivation mitbrächten. Sie würden sich oft einzig unter dem Druck einer gerichtlichen Behandlungsauflage oder durch die Zuweisung durch einen Sozialdienst, der Druck auf sie ausübe, bereiterklären, einen Therapeuten aufzusuchen. Diese Fremdmotivation reiche jedoch nicht aus. Tatsächlich signalisieren uns viele dissoziale Patient_innen wenig Eigenmotivation, wenn wir mit ihnen zusammentreffen. Entweder äußern sie ihre Skepsis, was ihnen eine Therapie bringen solle, oder sie verhalten sich weitgehend passiv oder sie lehnen unser Angebot sogar explizit ab, mitunter mit ausgesprochen provokativen Entwertungen. Insofern kann leicht der Eindruck entstehen, sie seien völlig »unmotiviert«.

Nach meiner Erfahrung wird der Frage der Motivation bei dissozialen Patient_innen im Allgemeinen ein zu großes Gewicht beigemessen. Viele andere Patient_innen begeben sich auch nicht allein aus Eigenmotivation in Behandlung, sondern werden von Partner_innen, zuweisenden Hausärzt_innen, Sozialdienststellen oder von Arbeitgeber_innen ermuntert bis gedrängt, eine Psychotherapie zu beginnen. Fast regelhaft ist die Fremdmotivation bei der Behandlung von Kindern.

Je tiefer das Funktionsniveau der Persönlichkeit ist, desto weniger können wir mit einer Eigenmotivation rechnen bzw. von den Patient_innen erwarten, dass sie uns in einer uns verständlichen Weise ihre Bereitschaft, sich in Behandlung zu begeben, vermitteln können. Bei Verwendung des psychoanalytischen Modells liegt es nahe, nicht vordergründig bei der Feststellung, die dissozialen Patient_innen seien unmotiviert, stehen zu bleiben, sondern sich zu fragen, welche Dynamik hinter der »mangelnden« Motivation liegen könnte. Wenn wir diese Hintergründe geklärt haben, verstehen wir die Patient_innen besser und können angemessener auf das Fehlen ihrer Eigenmotivation reagieren. Die bloße Feststellung »unmotiviert« hingegen hat meist eine negative Gegenübertragung zur Folge und verhindert in diesem Fall vonseiten der Therapeut_innen eine Behandlungsaufnahme.

Die Suche nach den Hintergründen, die einer Behandlungsmotivation im Wege stehen könnten, lässt die folgenden Hindernisse erkennen:

- Viele dissoziale Patient_innen leiden unter einem *»Sehnsuchts-Angst-Dilemma«* (Burnham, Gladstone u. Gibson, 1969). Auf der einen Seite sehnen sie sich in extremer Weise nach Nähe und Zuwendung und suchen aufgrund ihres in Kapitel 3.1 erwähnten »oral-aggressiven Kernkonflikts« immer wieder symbiotische Beziehungen zu anderen Menschen. Auf der anderen Seite fürchten sie die dabei entstehende Nähe, die sie nicht ertragen. Aus diesem Grund befinden sie sich in einem dauernden Konflikt zwischen der Suche nach Nähe und der Angst vor eben dieser Nähe. Das Angebot einer Therapie mit der dabei entstehenden Gefühlsintensität aktiviert diesen für ihre Persönlichkeit zentralen Konflikt und führt im Allgemeinen – verständlicherweise – nicht zur Annahme, sondern zur Ablehnung oder zumindest zu einer abwartenden, skeptischen Haltung der Behandlung gegenüber.
- Ich habe in Kapitel 3.1 auf das aus ihren frühen Traumatisierungen resultierende große Aggressionspotenzial der dissozialen Menschen hingewiesen. Infolge ihrer stark aggressiv besetzten Selbst- und Fremdbilder fürchten diese Patient_innen, dass in der sie

emotional stark berührenden Therapie diese *aggressiven Impulse aufbrechen* und es zu selbst- und fremdaggressiven Handlungen kommen könnte. Ich habe diese Dynamik zu Beginn meiner therapeutischen Arbeit mit dissozialen Patient_innen oft falsch eingeschätzt. Das folgende Beispiel möge dies veranschaulichen.

In einer frühen Phase ihrer Therapie erschien eine dissoziale Patientin nicht zu der vereinbarten Sitzung. In der folgenden Stunde berichtete sie mir, sie sei an dem Tag der letzten Sitzung so angespannt und so voller Aggression gewesen, dass sie befürchtet habe, sie könnte durch eine geringfügige Äußerung meinerseits so gekränkt sein, dass sie entweder tätlich gegen mich oder voller Wut davonlaufen würde. In jedem Fall wäre für sie die Konsequenz eines solchen Verhaltens gewesen, nie mehr zur Therapie zu kommen. Sie sei der vergangenen Sitzung ferngeblieben, um diese Gefahr zu vermeiden.

Ich habe diese Erklärung der Patientin damals für eine »Ausrede« für ihr Nichterscheinen gehalten. Im Lauf der Zeit habe ich jedoch gemerkt, dass beim Nichteinhalten von Therapiesitzungen – neben anderen möglichen Motiven – diese Angst vor dem Aufbrechen aggressiver Impulse eine wichtige Rolle spielen kann.

- Ein Hindernis bei der Entwicklung von Motivation für die Aufnahme einer Psychotherapie kann die *Angst* der Patient_innen sein, dass in der emotional dichten, sich über längere Zeit erstreckenden Behandlung *frühere traumatische Beziehungserfahrungen* wieder aufbrechen. Dies ist tatsächlich der Fall, indem in der Übertragung die traumatischen Beziehungserfahrungen wiederbelebt werden. Im Sinne der psychoanalytischen Therapie ist dies sinnvoll und notwendig, um diese Traumata bearbeiten zu können. Die Angst der dissozialen Patient_innen vor der Wiederbelebung der frühen Traumata ist jedoch ein vielfach bestehendes Hindernis, wenn es darum geht, ob sie sich auf eine Behandlung einlassen.
- Das Angebot einer Psychotherapie ist für viele Patient_innen nicht nur eine sie beruhigende, ihnen bessere Perspektiven vermittelnde

Erfahrung, sondern wird mitunter auch von Patient_innen, deren Persönlichkeit auf einem höheren Funktionsniveau operiert, als *narzisstische Kränkung* erlebt. Dies gilt erst recht für die dissozialen Menschen mit ihrem geringen Selbstwerterleben und der daraus resultierenden erhöhten Kränkbarkeit. Es verletzt sie zutiefst, wenn wir ihnen eine Behandlung anbieten und sie daraus die Botschaft hören, sie hätten *»es nötig«*. Aus diesem Grund erfolgt oft eine zum Teil ausgesprochen provokative Ablehnung des therapeutischen Angebots.

- Gerade dissoziale Menschen, die unter langjährig bestehenden psychischen Störungen leiden und in sozial desolaten Verhältnissen aufgewachsen sind und leben, haben oft jegliche *Hoffnung auf Besserung ihres Zustands verloren.* Sie sehen keine Perspektive mehr für sich und vermögen deshalb auch keine Motivation für eine Behandlung aufzubringen. Es sind die Patient_innen, die uns in einer dysphorisch-resignativen Stimmung vermitteln, das alles habe doch »gar keinen Zweck«, sie hätten schon alles versucht und nichts habe ihnen etwas gebracht. Sie haben keine Vision einer besseren Zukunft. Für sie müssen wir als Behandelnde einen Funken von Hoffnung in uns lebendig halten, dass sich in ihrem Leben in irgendeiner Weise etwas zum »Besseren« wenden könnte.
- Wie in Kapitel 3.1 ausgeführt, zeichnen sich die *Beziehungen* vieler dissozialer Menschen von Kindheit an durch eine große *Instabilität und Flüchtigkeit* aus. Für diese Patient_innen ist die therapeutische Beziehung mit ihrer Regelmäßigkeit und Dauer unvorstellbar und widerspricht allen ihren früheren und gegenwärtigen Erfahrungen. Aus diesem Grund verstehen sie emotional gar nicht, was wir von ihnen wollen, wenn wir ihnen eine Therapie anbieten.
- Hinter der Ablehnung eines Therapieangebots können völlig *gegenteilige Wünsche* stehen. Wie das oben erwähnte Sehnsuchts-Angst-Dilemma zeigt, besteht zum einen eine große Ambivalenz hinsichtlich Nähe und Distanz, und zum anderen kann die Ablehnung eines Therapieangebots auch ein Versuch sein, zu testen, ob der Therapeut selbst bei Ablehnung seines Angebots noch bereit ist,

die Behandlung durchzuführen. Nicht selten geht es um diese Dynamik, wenn sich dissoziale Patient_innen in sehr provokativer Weise abwertend über die Behandlung äußern oder wenn sie immer wieder Sitzungen fernbleiben.

Ein solches Austesten erfolgt bei dissozialen Kindern und Jugendlichen oft in ganz unverhüllter Weise. Als ich zusammen mit einem solchen jungen Patienten nach der Therapiesitzung das Haus verließ, wischte er mit seiner Hand durch eine Pfütze, streckte mir die nasse, schmutzige Hand entgegen und fragte: »Sagen Sie mir jetzt trotzdem noch ›Auf Wiedersehen‹?« »Trotzdem« sollte nach der Sitzung, in der es um seine extremen aggressiven Impulse und seine sadistischen Fantasien gegangen war, offensichtlich heißen: »trotz meiner Schmutzigkeit«. Ich habe ihm meine Hand entgegengestreckt und ihm gesagt, dass unser Auf-Wiedersehen-Sagen an seiner schmutzigen Hand nicht scheitern würde. Der Patient zwinkerte mir grinsend zu, schüttelte seine Hand ein wenig ab, sodass sie nicht mehr ganz so voll Wasser und Schmutz wie vorher war, gab sie mir und sagte: »Tschüss dann. Bis zum nächsten Mal.«

- Im stationären Setting müssen wir auch mit *gruppendynamischen Prozessen* rechnen. Ich habe in der stationären Arbeit mit schwer verhaltensgestörten Jugendlichen immer wieder erlebt, dass sie sich in der Peergroup lauthals negativ über die psychotherapeutischen Sitzungen äußerten. Diesem Verhalten lag zugrunde, dass sie ihren sozialen Status in der Gruppe aufrechterhalten und stärken wollten. Die Botschaft »Ich bin stark und mache nur pro forma in der Therapie mit; die Psychos sind doch alle selbst verrückt« kam gut in der Peergroup an, während die Äußerung, sie fänden die Therapiesitzungen gut und hilfreich, ihren Status bedroht hätte.

Aus den erwähnten Gründen ist aufgrund der Entwicklungsgeschichte und der ich- und überichstrukturellen Störungen bei dissozialen Menschen zu Beginn der Behandlung kaum mit einer Eigenmotivation zu rechnen. Wie Blanck und Blanck (1978) es bei »unmotivierten Patienten« beschreiben, müssen wir uns bei dissozialen Patient_innen mit jeder auch noch so äußerlichen Motivation verbünden. Nach meiner Erfahrung ist es wichtig, dass wir das »Eröffnungsmanöver« (Blanck u. Blanck, 1978) solcher Patient_innen, so merkwürdig es uns auch erscheinen mag, als ihre Art des Einstiegs in die Therapie akzeptieren und zu dechiffrieren versuchen (siehe das Beispiel des Patienten, der sich in der ersten Sitzung als gehetzter Geschäftsmann präsentierte, Kapitel 3.3). Bei diesen Patient_innen können wir die Eigenmotivation nicht zur Voraussetzung für eine Therapie machen. Die Entwicklung von Motivation und die Etablierung eines stabilen Arbeitsbündnisses stellen vielmehr ein erstes *Therapieziel* dar.

In diesem Prozess kommt der realen Beziehung des Patienten zum Therapeuten eine wesentliche Bedeutung zu. Wie Adler (1979) es bei der Behandlung von Borderline-Persönlichkeiten beobachtet hat, liegt auch bei dissozialen Persönlichkeiten ein zentrales therapeutisches Agens oft darin, dass ein solcher Patient Aspekte der realen Person des Therapeuten und seiner Beziehung zu ihm internalisiert (vgl. auch Zetzel, 1971). Auf diese Weise wird der Patient im Verlauf der Behandlung fähig, ein Arbeitsbündnis einzugehen. In den Behandlungen dissozialer Menschen kommt deshalb der von Alexander und French (1946) beschriebenen *korrektiven emotionalen Erfahrung* eine wesentliche Bedeutung zu.

Beim Thema »Motivation« erscheint es mir noch wichtig zu bedenken, dass die Motivation nicht nur eine Patientenvariable darstellt. Letztlich sind an der *Entwicklung einer Behandlungsmotivation beide Seiten beteiligt,* die Patient_innen ebenso wie die Therapeut_innen. Ob eine Behandlung zustande kommt, hängt in nicht unerheblichem Maße davon ab, wie wir Professionellen uns verhalten. Es macht einen großen Unterschied, ob ich einem Patienten das Angebot einer Behandlung mache und mich, wenn er sich nicht mit deutlicher Motivation darauf einlässt, zurückziehe oder ob ich ein größeres Ausmaß an Aktivität entwickle, um den Patienten für eine Therapie zu gewinnen.

Je schwerer die Störung, desto weniger können wir nach meiner Erfahrung eine traditionelle Eigenmotivation der Patient_innen erwarten. Dies gilt in besonderem Maße für dissoziale Menschen, bei denen zu den psychischen Störungskomponenten noch diverse soziale Defizite und mangelhafte Erfahrungen im sozialen Bereich hinzukommen. Bei ihnen sind die Entwicklung von Motivation und der Aufbau eines Arbeitsbündnisses ein erstes wichtiges Therapieziel, an dessen Erreichen beide, Patient_innen wie Therapeut_innen, einen Anteil haben.

## 4.3 Die Manipulationstendenzen und Funktionalisierung der Beziehungen

Ein Argument, das immer wieder zu hören ist, wenn es um die Psychotherapie von dissozialen Menschen geht, ist, man könne sich bei ihnen »auf nichts verlassen«, sie würden jeden, mit dem sie zu tun haben, rücksichtslos ausnutzen und manipulieren. Die dissozialen Patient_innen würden auch uns Therapeut_innen in berechnender Weise vorspielen, eine vertrauensvolle Beziehung zu uns aufgebaut zu haben – und sowie wir ihnen nicht mehr das böten, was sie von uns haben wollen, ließen sie uns wie eine heiße Kartoffel fallen. Man könne diesen Menschen nie vertrauen und müsse dauernd auf der Hut sein, von ihnen nicht manipuliert zu werden. Ähnliches erfahren wir auch aus den Gerichtsakten dissozialer Menschen, in denen wir Berichte über die verschiedensten Vertrauensbrüche und Manipulationen finden. Und auch Angehörige dieser Patient_innen klagen häufig darüber, von den dissozialen Menschen »rücksichtslos manipuliert« worden zu sein.

So störend dieses tatsächlich unangenehme, jegliches Vertrauen unterhöhlende Verhalten auch ist, liegt es bei der Verwendung eines psychodynamischen Behandlungskonzepts doch nahe, nach den Hintergründen dieses Verhaltens zu fragen. Ähnlich wie bei der »mangelnden Motivation« und der »Neigung zum handlungsmäßigen Inszenieren innerer Konflikte in der Außenwelt« können wir versuchen, mithilfe der psychoanalytischen Konzepte Aufschluss über die Motive dieses Verhaltens zu gewinnen.

Vergegenwärtigen wir uns die Situation, in der viele dissoziale Menschen in ihrer Kindheit und Jugend gelebt haben, so ist nicht verwunderlich, dass sie kein Urvertrauen im Sinne Eriksons (1966), sondern im Gegenteil ein *Urmisstrauen* aufgebaut haben. Dieses Urmisstrauen ist begleitet von der Vorstellung, niemand werde ihnen etwas von sich aus, »freiwillig«, geben. Wenn sie etwas haben möchten, müssten sie es sich mit »List« und »Tücke« beschaffen. Zu dieser aus ihren Insuffizienzgefühlen herrührenden Überzeugung tritt dann die aus ihrem Größenselbst stammende Vorstellung, sie würden es so »geschickt« und »raffiniert« anstellen, dass ihre Bezugspersonen die Manipulationen nicht bemerken. Auf diese Weise entstehen *funktionalisierte Beziehungen,* in denen andere Menschen den dissozialen Personen lediglich Mittel zum Zweck sind. Wir haben es hier mit den narzisstischen Störungsanteilen der dissozialen Patient_innen zu tun, wobei sie sich durch die Manipulationen das Gefühl eigener Macht und Größe zu verschaffen suchen.

Besonders unangenehm und für Therapeut_innen belastend können manipulative Tendenzen sein in Form von *Drohungen, sich selbst und/oder anderen etwas anzutun.* In diesem Fall ist es wichtig, dass wir als Professionelle klare Grenzen setzen und beispielsweise durch die Einweisung der Patient_innen in eine Klinik für den Schutz der gefährdeten Personen sorgen. Je tiefer das Funktionsniveau des Patienten ist, desto schwieriger ist es allerdings, jeweils abzuschätzen, wie ernst die Drohungen sind. Auch wenn immer ein gewisser Ermessensspielraum bestehen bleibt, sollten wir unsere Reaktionen doch so eindeutig wie möglich formulieren und dann auch entsprechend handeln.

Während meiner einwöchigen Abwesenheit schickte einer meiner dissozialen Patienten täglich anonyme Faxnachrichten an die Psychiatrische Universitätspoliklinik, in der ich damals tätig war. In diesen Nachrichten drohte er, er werde andere Menschen und sich selbst mit Benzin übergießen und anzünden. Als ich zurückkam, erfuhr ich von diesen Faxnachrichten, deren Schreiber nicht ermittelt werden konnte, und war beim ersten Blick auf die mir gezeigten Seiten sicher, dass mein Patient sie geschrieben hatte.

Als ich ihn in der nächsten Sitzung darauf ansprach, gab er unumwunden zu, diese Nachrichten geschickt zu haben, versuchte aber, sie völlig zu bagatellisieren. Es sei ihm während meiner Abwesenheit »langweilig« gewesen und er habe »eine Wut gehabt, dass Sie einfach wegfahren«. Da habe er sich »einen Spaß gemacht«, diese Faxe mit den drohenden Inhalten an die Poliklinik zu schicken. Grinsend fügte er hinzu, dass er es so geschickt angestellt habe, dass niemand ihn als Schreiber habe identifizieren können.

Ich habe dem Patienten daraufhin gesagt, dass ich ein solches Verhalten unter keinen Umständen toleriere. Ich hätte meinen Kolleg_innen seinen Namen mitgeteilt und wir würden, sollten noch einmal derartige Faxnachrichten bei uns eintreffen, sofort die Polizei verständigen. Als der Patient mir entgegenhielt, ich würde die Sache »viel zu ernst« nehmen, habe ich ihm gesagt, dass für uns eine Mitteilung mit einem so bedrohlichen Szenario etwas sehr Ernstes sei, auf das wir auf jeden Fall reagieren würden, wozu wir im Übrigen auch verpflichtet seien.

Manipulationen können sich aber auch in einer harmloser erscheinenden Form präsentieren, die aber letztlich nicht weniger bedeutsam ist. So können dissoziale Patient_innen, vor allem solche mit hoher Intelligenz und guten sozialen Kompetenzen, außerordentlich charmant auftreten und ihre Umgebung durch ihr freundliches Verhalten sehr für sich einnehmen. Dies kann durch anerkennende Äußerungen über die Therapie, idealisierende Kommentare über die Behandelnden sowie kleine und größere Geschenke an sie geschehen. Dabei kann der Eindruck entstehen, es mit einem sehr sozial eingestellten, auf das Wohl anderer bedachten, geradezu altruistischen Menschen zu tun zu haben, ohne zu sehen, dass dies lediglich eine Fassade ist, die der dissoziale Patient aufgebaut hat, um sich eigene Vorteile zu verschaffen.

Mir ist klar, dass diese Beschreibung leicht als moralisierend und die dissozialen Patient_innen entwertend verstanden werden kann. Ich halte es jedoch für den therapeutischen Umgang mit diesen Patient_innen für unumgänglich, dass wir uns als Behandelnde diesbezüglich keinen Sand in die Augen streuen. Wenn wir uns nicht darüber klar sind, dass wir die Manipulationen wie ein Symptom ihrer narzisstischen Störung ansehen müssen, können wir darauf nicht therapeutisch angemessen reagieren. Sonst besteht die große Gefahr, dass wir die Beziehung der dissozialen Patient_innen zu uns als eine solche objektaler Art missverstehen und ihre scheinbar zugewandte, freundliche Art als Beweis einer vertrauensvollen Beziehung betrachten, obwohl es aufgrund der lebensgeschichtlichen Erfahrungen der Patient_innen hier um eine funktionalisierte narzisstische Beziehungsform geht.

In der ersten Sitzung mit einem Patienten informierte ich ihn über mein Vorgehen, zu dem gehört, dass ich gerne bereit bin, mit Dritten, seien es Angehörige oder Fachleute anderer Disziplinen, zu sprechen, dies aber prinzipiell nur in Gegenwart des betreffenden Patienten mache. Ohne das geringste Zögern versicherte mir der Patient, er habe größtes Vertrauen in mich. Ich könne mit jeder Person sprechen, er müsse nicht dabei sein, ich würde es sicher ganz in seinem Sinne tun.

Bei dieser Entgegnung spürte ich einen gewissen Unwillen in mir aufsteigen, über den ich mich wunderte. Ich wiederholte meine Mitteilung, auf die der Patient wieder mit dem Hinweis auf sein volles Vertrauen in mich reagierte. Mein Ärger wurde nochmals größer, ohne dass ich eine Erklärung für diese Gegenübertragungsreaktion hatte. Als ich – zu meinem eigenen Erstaunen ziemlich heftig und gereizt – meine Regel »kein Gespräch mit Dritten ohne Anwesenheit des Patienten« zum dritten Mal wiederholte, trat eine kurze Pause in unserem Gespräch ein.

Der Patient schaute mich nachdenklich und, wie mir schien, fast etwas amüsiert an und berichtete mir von einer früheren Therapie, in der er gewesen sei. An einem Tag sei er in die Therapiesitzung gekommen und der Therapeut habe ein Thema angesprochen, über das der Patient unmittelbar vorher zu Hause mit seiner Frau gestritten habe. Ihm sei »sofort klar gewesen, dass der Therapeut hinter meinem Rücken mit meiner Frau telefoniert hat«. Er habe die Behandlung sofort abgebrochen. Ein so »hinterhältiges Verhalten« lasse er sich nicht bieten! Meine Frage, ob er mit dem Therapeuten über seinen Verdacht gesprochen habe, verneinte der Patient vehement. Das sei überhaupt nicht nötig gewesen, es sei für ihn absolut klar gewesen, dass das Telefongespräch zwischen dem Therapeuten und seiner Frau stattgefunden habe.

Die geschilderte Begebenheit zeigte mir eindrücklich, dass mein zunehmend gereiztes Gegenübertragungsgefühl diesem Patienten gegenüber berechtigt war, weil es mich auf eine »Falle« hinwies, die der Patient mir durch sein angeblich unbegrenztes Vertrauen in mich gestellt hatte. Auch hier darf der Begriff »Falle« nicht missverstanden werden, als sei es eine bewusste Irreführung des Patienten gewesen. In Anbetracht der desolaten Lebensgeschichte mit vielfältigen Beziehungsabbrüchen, wie dieser Patient sie erlitten hatte, hatte er unmöglich ein Vertrauen der Art aufbringen können, wie er mich glauben machen wollte. Sein Manipulationsversuch war ein seit Kindheit eingeübtes Verhalten, das ihm im Allgemeinen Vorteile gebracht hatte und das er deshalb auch jetzt im Gespräch mit mir einsetzte. Das Unheilvolle daran war allerdings, dass er sich dadurch immer wieder Beziehungen zerstörte, weil er die Menschen, denen er scheinbar großes Vertrauen entgegenbrachte, irgendwann spüren ließ, dass er ihnen eigentlich zutiefst misstraute, und er sich dann, wie von dem ehemaligen Therapeuten, abrupt zurückzog.

## 4.4 Ablehnung und Entwertung der therapeutischen Angebote

Oft kommen Psychotherapien mit dissozialen Personen nicht zustande, weil diese die therapeutischen Angebote ablehnen oder sich in einer so entwertenden Art darüber äußern, dass die Therapeut_innen ihrerseits sich weigern, eine Behandlung solcher Patient_innen zu übernehmen oder weiterzuführen. In Anbetracht ihrer ich- und überichstrukturellen Störungen, ihrer Biografien mit den erlittenen Traumatisierungen und dem daraus resultierenden oral-aggressiven Kernkonflikt sowie aufgrund der narzisstischen Störungsanteile ist es nicht verwunderlich, dass diese Patient_innen das Angebot einer Psychotherapie ablehnen. Ich habe die hintergründig wirksame Dynamik bereits ausführlich bei der Schilderung der »mangelnden Motivation« und der Manipulationstendenzen diskutiert.

In Anbetracht der fatalen Folgen, die dieses Verhalten der dissozialen Personen und die Reaktionen der Therapeut_innen darauf für die Aufnahme einer Behandlung haben, soll hier wenigstens stichwortartig noch einmal auf die wichtigsten Aspekte eingegangen werden. Der Ablehnung und Entwertung der therapeutischen Angebote liegen die folgenden den Betreffenden selbst unbewussten Motive zugrunde:

- Das Angebot einer Behandlung wird von den Patient_innen zumeist als *narzisstische Kränkung* empfunden und deshalb abgelehnt. Unglücklicherweise antworten die Therapeut_innen in dieser Situation oft mit der genau gleichen narzisstischen Kränkungsreaktion. Um diese unheilvolle Übertragungs-Gegenübertragungs-Kollusion in konstruktiver Weise aufzulösen, scheint mir das Modell des *»szenischen Verstehens«* von Lorenzer (1983) hilfreich: Indem wir emotional zurücktreten und anschauen, was die beiden Protagonisten, die Patient_innen und wir, miteinander machen, gewinnen wir einen gewissen Abstand und können die hinter dem provokativen Verhalten der Patient_innen liegenden Motive analysieren.
- Unsere Therapieangebote abzulehnen und sie zu entwerten, verleiht den Patient_innen ein *Gefühl der Macht* und dient ihnen dazu, uns zu *manipulieren* und *uns in eine ohnmächtige Position* zu versetzen. Sie tun dies, um ihre eigenen Insuffizienz- und Ohnmachtsgefühle zu kompensieren. Auch dies ist Ausdruck ihrer narzisstischen Störung.
- Der Ablehnung und Entwertung unserer Behandlungsangebote kann ferner der Wunsch zugrunde liegen, *uns zu testen, ob wir es*

*wirklich ernst mit ihnen meinen.* Aufgrund ihrer bisherigen Lebenserfahrungen und aufgrund ihres Urmisstrauens gehen sie davon aus, dass niemand wirklich Interesse an ihnen hat und sich auf eine Beziehung mit ihnen einlassen möchte. Die Therapeut_innen sollen vorab »beweisen«, dass sie anders sind als die früheren Bezugspersonen. Da die dahinterliegenden Wünsche nach Bestätigung und Akzeptanz aber immens sind, ist dies letztlich ein Fass ohne Boden.

- Mitunter erleben wir in der Therapie mit dissozialen Patient_innen Phasen von permanenter Entwertung. Dies kann für die Behandelnden außerordentlich belastend sein. Die Therapeut_innen bemühen sich, die Patient_innen nach bestem Wissen und Gewissen zu behandeln und ihnen gerecht zu werden, und erhalten ausschließlich negative Rückmeldungen.

Ich habe eine solche Situation mit einem Patienten erlebt, der über etliche Monate hin permanent wiederholte, er habe mein »Psycho-Bla-Bla« satt, ich solle ihm zuerst Geld verschaffen, das er für seinen Lebensunterhalt benötige. Dann könnten wir wieder über anderes sprechen. Alle meine Versuche, Hypothesen darüber zu entwickeln, was hinter diesen Entwertungen stehen könnte, wies der Patient in ironischer und oft auch offen aggressiver Weise zurück. Zwischendurch kam es, aber nur jeweils für kurze Zeit, zu einer gewissen Beruhigung. Mein Eindruck war, er gebe mir von Zeit zu Zeit ein »Zückerchen«, um mich bei Laune zu halten, um dann aber kurz darauf wieder in seine Entwertungen zu verfallen. Mir war klar, dass es unbewusste Motive für diese Dynamik geben musste. Nur vermochte ich sie lange Zeit nicht zu identifizieren.

Die permanenten Entwertungen des Patienten und meine vergebliche Suche nach den Motiven dafür führten bei mir in der Gegenübertragung mitunter zu großer Verärgerung. Als ich in einer solchen Situation in einer Sitzung den Patienten damit konfrontierte, dass ich mich wundere, dass er überhaupt noch zur Therapie komme, wenn dies doch ein für ihn sinnloses »Psycho-Bla-Bla« sei, reagierte er empört:

Er habe es schon immer geahnt, dass ich ihn loswerden wolle. Er habe jedoch ein Recht auf Therapie, das er notfalls einklagen werde. Ich sei verpflichtet, ihn zu behandeln!

Meine weitere Reflexion, gerade auch nach diesen Äußerungen des Patienten, über die psychodynamischen Hintergründe seines entwertenden Verhaltens ließen mich schließlich erkennen, dass es offensichtlich um Probleme in der Nähe-Distanz-Regulierung ging. Ich war im Verlauf der Psychotherapie für ihn immer wichtiger geworden und er spürte offenbar seine enormen Wünsche nach einer symbiotischen Nähe, die er aber im Sinne des bei der mangelnden Motivation bereits diskutierten Sehnsuchts-Angst-Dilemmas zugleich fürchtete. In dieser hoch ambivalenten Situation boten ihm die Entwertungen die Möglichkeit, Abstand von mir zu gewinnen und sich damit vor den ihm unerträglichen Gefühlen der ersehnten und gefürchteten Abhängigkeit zu schützen, eine Dynamik, die wir häufig bei den negativen therapeutischen Reaktionen dissozialer Patient_innen finden (siehe Kapitel 5.1).

# 5 Übertragung und Gegenübertragung

Aufgrund der *Partialobjektbeziehungen* (Spaltung in »ganz gute« und »ganz böse« Repräsentanzen) und deren projektiver Verarbeitung kommt es in der Psychotherapie mit dissozialen Patient_innen zu charakteristischen Übertragungs- und Gegenübertragungskonstellationen.

## 5.1 Übertragung

Im Sinne Freuds (1905) sind Übertragungen Wiederholungen der Vergangenheit in der Gegenwart und durch die frühkindlichen Erfahrungen geprägte Verzerrungen der Realität (zum Übertragungskonzept der Psychoanalyse siehe auch Herold u. Weiß, 2014; Körner, 2017). In Anbetracht der gespaltenen Selbst- und Objektrepräsentanzen dissozialer Menschen bilden diese Patient_innen im Allgemeinen keine konsistenten Übertragungen aus. In ihren Übertragungen werden vielmehr *rasch wechselnde konflikthafte, voneinander gespaltene Aspekte ihrer verinnerlichten Objektbeziehungen aktualisiert.* Dabei wird jeweils ein Übertragungsaspekt sichtbar, der andere, abgespaltene Anteil bleibt latent.

Bei dissozialen Menschen gilt wie bei Patient_innen mit schweren Persönlichkeitsstörungen die therapeutische Regel, die »negativen« (aggressiven) Übertragungen, die bei ihnen zu zum Teil massiven Wahrnehmungsverzerrungen führen, frühzeitig im Hier und Jetzt zu deuten, da sie die Entstehung eines Arbeitsbündnisses (Staats, 2017) behindern. Wie im Kapitel 4.2 dargestellt, ist bei dissozialen Patient_innen die Etablierung eines Arbeitsbündnisses nicht Voraussetzung, sondern ein erstes Therapieziel. Eine gemäßigte »positive« Übertragung hingegen wird nicht gedeutet, da sie dem Aufbau des Arbeitsbündnisses dient. Mitunter sind es bei dissozialen Patient_innen irgendwelche äußeren Umstände, die zu einer solchen »gemäßigten positiven Übertragung« führen. So habe ich wiederholt erlebt, dass die Tatsache, dass ich bei der forensischen Begutachtung beteiligt war – und die Patient_innen mit dem Ergebnis »zufrieden« waren –, mir einen gewissen »Bonus« eingebracht hatte und sie deshalb ein Behandlungsangebot von mir annehmen konnten.

Dissozialen Patient_innen mangelt es häufig an der Fähigkeit zur *»therapeutischen Ich-Spaltung«* (Sterba, 1934), das heißt, ihnen fehlt ein ihr emotionales Erleben beobachtender Ich-Anteil, wodurch ihre *Introspektionsfähigkeit* eingeschränkt ist. Kommentare der Therapeut_innen werden von ihnen aufgrund ihrer gespaltenen Selbst- und Objektbilder entweder als narzisstische Gratifikation oder als Angriff, nicht aber als Anregung zur weiteren Reflexion erlebt. Es sind nicht nur verbale Kommentare, sondern es können auch mimische oder gestische Signale des Therapeuten sein, die diese Patient_innen als Bestätigung oder Feindseligkeit erleben.

So erwähnte eine dissoziale Patientin mit ausgeprägten narzisstischen Störungsanteilen mitunter am Ende der Sitzung beim Verlassen meines Zimmers, sichtlich enttäuscht und verärgert, es habe an diesem Tag in der Therapie eine »äußerst kalte Atmosphäre« geherrscht. Oft wies sie auch in der folgenden Sitzung darauf hin, die Verabschiedung in der letzten Sitzung sei von meiner Seite her »extrem distanziert« gewesen.

Infolge der narzisstischen Störungsanteile, wie wir sie häufig bei dissozialen Menschen finden, neigen sie, wie bei den Manipulationstendenzen (Kapitel 4.3) beschrieben, zu *funktionalisierten Beziehungen*. Daraus resultiert für die Übertragungen, dass sie nicht objektaler Art sind, sondern zumindest über längere Zeit weitgehend bis ausschließlich davon bestimmt sind, dass wir für die Patient_innen eine bestimmte Funktion erfüllen müssen. Bei Enttäuschungen kann es zu abrupten Therapieabbrüchen kommen.

Eine weitere die Übertragungen dissozialer Patient_innen prägende Dynamik ist die sogenannte *negative therapeutische Reaktion* (Horney, 1936; Sandler et al., 1973; Rauchfleisch, 2019a). Es ist die gerade bei dissozialen Persönlichkeiten immer wieder zu beobachtende Reaktion auf Fortschritte in der Behandlung und auf entsprechende positive Kommentare der Therapeut_innen, auf die die Patient_innen nicht mit Zufriedenheit, sondern mit einer Verschlechterung ihres Befindens reagieren. Freud (1923) vermutete als Motiv dieses Verhaltens unbewusste Schuldgefühle und sprach in diesem Zusammenhang von Menschen, die aufgrund dieser Schuldgefühle »am Erfolge scheitern« (Freud, 1916, S. 5).

Bei dissozialen Menschen, die sich in Strafanstalten oder anderen Institutionen befinden, kommt es häufig am von ihnen – auf der bewussten Ebene – lange sehnlichst erwarteten Ende ihres Aufenthalts in diesen Institutionen zu derartigen negativen therapeutischen Reaktionen in Form von »Rückfällen«. Dies können erneute Straftaten während eines Kurzurlaubs oder Alkohol- und Drogenexzesse sein, aufgrund derer die Entlassung nicht stattfinden kann. Dieses Verhalten kann als *Selbstsabotagetendenz* aufgrund von autoaggressiven Impulsen gedeutet werden. Daneben gibt es aber noch einige weitere für das Verständnis der negativen therapeutischen Reaktion bedeutsame Motive:

- Ein – aus den Aggressionskonflikten und der narzisstischen Störung herrührendes – Motiv kann eine *Rivalität zum Therapeuten* sein. Der Patient steht unter dem Eindruck, wenn es ihm besser ginge, hätte der Therapeut einen Sieg errungen, wodurch der Patient sich in der ihm unerträglichen unterlegenen Position fühlt. Die Interventionen des Therapeuten empfinden solche Patient_innen oft als Zurückweisung und Ausdruck der Verachtung, gegen die sie sich durch einen »Rückfall« wehren müssen, um ihre Selbstachtung zu retten.
- Negative therapeutische Reaktionen können dadurch entstehen, dass die Patient_innen die therapeutischen Interventionen, die

sie in Verbindung mit der Verbesserung ihres Befindens und Verhaltens bringen, als *narzisstische Kränkung* erleben.
- Es kann der plötzlichen Verschlechterung des Befindens die *Angst vor Erfolg* zugrunde liegen, weil die Patient_innen befürchten, letztlich würden sie ja doch versagen.
- Aufgrund ihrer sadistischen Überich-Kerne (Glover, 1956) und ihrer Selbstentwertungstendenzen empfinden dissoziale Patient_innen die Therapie mitunter wie eine Gerichtsverhandlung und in diesem Zusammenhang die Interventionen des Therapeuten als *ungerechtfertigte Beschuldigungen*, gegen die sie sich – in Form eines »Rückfalls« – wehren müssen.
- Eines der wichtigsten Motive bei dissozialen Menschen mit schweren Persönlichkeitsstörungen ist das des *Neides* auf die als mächtig erlebten Therapeut_innen, die im Verlauf der Behandlung immer wichtiger für sie geworden sind. Darein mischt sich *Wut* darüber, dass sich die Patient_innen das, was die Behandelnden ihnen geben, nicht selbst geben können.
- Bei dissozialen Patient_innen mit stärker ausgeprägten depressiven Persönlichkeitsanteilen kann der negativen therapeutischen Reaktion die *Angst vor dem Zerreißen des symbiotischen Bandes* (Nacht u. Racamier, 1960/61) zugrunde liegen. Eine Verbesserung des Befindens löst in ihnen die Angst vor dem nahenden Ende der therapeutischen Beziehung aus. Diese Dynamik ist bei vielen dissozialen Persönlichkeiten wegen der instabilen Objektbeziehungen, die sie durch Beziehungsabbrüche in Kindheit und Jugend erlebt haben, besonders ausgeprägt und muss in der Therapie unbedingt beachtet werden. Diese Thematik zeigt sich nicht nur gegen Ende der Behandlung, sondern im Grunde bei jedem Sitzungsende und vor allem bei Therapieunterbrechungen wegen Abwesenheit der Therapeut_innen.

Infolge meines Urlaubs mussten während einer Woche zwei Therapiestunden eines Patienten ausfallen. Als ich ihm dies mitteilte, nahm er diese Information ohne jegliche emotionale Reaktion entgegen. Bei der Verabschiedung jedoch schien er mir gereizt zu sein, ging aber auf eine entsprechende Intervention von mir nicht ein, wobei er durch seinen nun deutlich sichtbaren wütenden Gesichtsausdruck erkennen ließ, dass er verärgert war. Ein Gespräch über die Hintergründe dieser Gefühle verweigerte er aber, indem er sich abrupt umdrehte und ging.

Nach meiner Rückkehr berichtete er mir, er habe während meiner Abwesenheit einen »komischen« Traum gehabt: »Es hieß, ein wilder Elefant bedrohe Basel. Alle Leute gerieten in furchtbare Angst, ich auch. Es hieß, der Elefant werde jeden Moment durch die Straße kommen, wo ich war. Alle gerieten in Panik und flüchteten. Ich auch. Dann war ich plötzlich in einem Spital. Dort waren zwei Ärzte. Der eine sprach nur Englisch. Er sagte deshalb alles, was er mir sagen wollte, dem anderen Arzt, und dieser übersetzte es mir. Plötzlich war auch der Elefant im Zimmer. Ich hatte ein kleines Instrument, etwas, das aussah wie mein Feuerzeug, und benutzte es als Waffe. Ich richtete einen Feuerstrahl gegen den Elefanten und betäubte ihn damit. Er war aber immer noch sehr wild. Deshalb schoss ich ein zweites Mal einen Feuerstrahl, diesmal länger als vorher, gegen ihn ab. Er war immer noch nicht tot, aber wie mit Eis überzogen, unbeweglich.«

Von diesem sehr komplexen Traum habe ich in dieser Sitzung nur das Bild des »rasenden Elefanten« aufgegriffen und es auf meinen Eindruck von der Gereiztheit und Wut des Patienten bei unserer Verabschiedung bezogen. Der Patient wurde nach dieser Intervention nachdenklich und meinte, er habe nach meinem Hinweis auf meine einwöchige Abwesenheit zunächst gar nichts empfunden, dann aber bei unserer Verabschiedung plötzlich eine »wahnsinnige Wut« in sich aufsteigen gefühlt und sei sich »total im Stich gelassen« vorgekommen. Er kenne derartige Gefühle aus anderen Situationen, in denen ihm nahestehende Menschen ihn verlassen hätten. Ich erinnerte ihn an eine solche Situation, als sich eine Freundin von ihm getrennt hatte und er mir damals wütend gesagt hatte, die Freundin müsse sich nicht wundern, wenn er jetzt wieder eine Straftat begehen würde.

## 5.2 Gegenübertragung

Die Gegenübertragung ist das Gegenstück zur Übertragung. Es sind die korrespondierenden Prozesse im Therapeuten, mit denen er unmittelbar auf die Übertragung reagiert (Ermann, 2014). Charakteristisch für die Gegenübertragungen in Behandlungen dissozialer Patient_innen ist, dass es bereits in frühen Phasen der Therapie, mitunter sogar aufgrund von Vorinformationen (Akten oder Berichte über frühere Therapien) schon vor der ersten Sitzung, zu *heftigen Gegenübertragungsgefühlen* kommt. Diese können als Reaktion auf die überstürzten, intensiven, chaotischen Übertragungen dieser Patient_innen verstanden werden. Dabei bilden sich in der Gegenübertragung die gespaltenen Selbst- und Objektrepräsentanzen der Patient_innen ab, indem auch die Therapeut_innen in sich konträre Gefühle und Impulse wahrnehmen. Dies können einmal »positive« Gefühle von Unterstützung und Containing, ein anderes Mal aber »negative« Gefühle von Wut und dem Wunsch sein, den Patienten zu dominieren.

Durch den in der Psychotherapie zustande kommenden intensiven Gefühlsaustausch werden die Therapeut_innen in eine *empathische Regression hineingezogen*. Dabei kann es unter dem Einfluss der projektiven Identifizierung der Patient_innen auch bei den Professionellen zu einer *Wiederbelebung früher konflikthafter Objektbeziehungen* und damit zu einer *Reaktivierung der projektiven Identifizierung* kommen. Dies kann zum Wiederauftauchen *alter Ängste* in Verbindung mit frühen aggressiven Impulsen führen, mitunter bei den Therapeut_innen sogar eine gewisse *Auflösung der Ich-Grenzen* zur Folge haben und Gegenübertragungsimpulse in Gestalt von Wünschen, *die Patient_innen zu dominieren*, entstehen lassen.

Die Gegenübertragung kann ferner aufgrund der ausgeprägten *prägenitalen Aggression* der Patient_innen vom Gefühl beherrscht sein, *alles falsch zu machen*, dies speziell als Folge der mitunter massiven Entwertungen seitens der Patient_innen, worauf ich bereits in Kapitel 4.4 eingegangen bin. Die Folgen sind:

- masochistische Unterwerfung unter das aggressive Verhalten der Patient_innen,
- unverhältnismäßige Zweifel an den eigenen Fähigkeiten,
- übertriebene Furcht vor Kritik durch Dritte,
- Ausagieren aggressiver Impulse gegen die Patient_innen,
- ein sadomasochistischer Clinch zwischen Therapeut und Patient in Form einer Macht-Ohnmacht-Spirale mit schnell wechselnden Rollen.

Aufgrund der narzisstischen Störungsanteile der dissozialen Patient_innen kann es bei den Therapeut_innen in der Gegenübertragung zu einem *narzisstischen Rückzug* kommen, der sich in der folgenden Weise zeigt:
- emotionale Distanzierung der Therapeut_innen von den Patient_innen,
- narzisstischer Rückzug der Therapeut_innen aus der Realität, indem sie sich zusammen mit den Patient_innen in ein »narzisstisches Universum« begeben. Diese Gegenübertragung kann bei gewalttätigen dissozialen Persönlichkeiten gefährliche Folgen haben, indem die Therapeut_innen die reale Gefahr nicht mehr wahrnehmen, sich im gemeinsamen »narzisstischen Universum« mit ihren Patient_innen wohlfühlen und die Gefahren in der Außenwelt ausblenden. Der narzisstische Rückzug kann aber auch zu einer Überforderung ihrer selbst und ihrer Patient_innen führen, indem sich die Therapeut_innen mit dem pathologischen Idealselbst-Anteil ihrer Patient_innen identifizieren (vgl. Kapitel 7) und sich und die Patient_innen unter einen völlig unrealistischen Erfolgsdruck setzen.

# 6 Wichtige Behandlungsaspekte im Überblick

In den bisherigen Ausführungen bin ich schon wiederholt auf behandlungstechnische Fragen eingegangen. In diesem Kapitel sollen aus Gründen der Übersichtlichkeit noch einmal die wichtigsten Behandlungsaspekte genannt werden.

Die psychoanalytischen Konzepte, die zur Behandlung von Persönlichkeitsstörungen entwickelt worden sind (siehe Kernberg, 2009, 2019; Clarkin et al., 2008), eignen sich auch für die Behandlung von Menschen mit dissozialen Störungen. Dabei hat sich für mich eine *Kombination von »aufdeckender« und »stützender« Technik* bewährt. Diese Behandlungsform unterscheidet sich von der klassischen Psychoanalyse vor allem dadurch, dass bei diesen Patient_innen wegen der gespaltenen Selbst- und Objektrepräsentanzen keine konsistenten, »ganzheitlichen« Übertragungen bestehen und man deshalb frühzeitig die Partialobjektübertragungen, vor allem die negativer (aggressiver) Art, deuten muss. Außerdem sind in diesen Behandlungen eine *erhöhte Aktivität* der Therapeut_innen und eine klare *Grenzsetzung* notwendig. Es ist insofern ein psychoanalytisch fundiertes Verfahren, als die Deutung von Widerstand und Übertragung sowie das Festhalten an einer grundsätzlich neutralen Position der Therapeut_innen eine zentrale Rolle spielen. Dabei ist es allerdings notwendig, immer wieder auch Modifikationen einzuführen (Parameter im Sinne Eisslers, 1953), also Abweichungen von der »Standardtechnik«, etwa in Form des »bifokalen Behandlungskonzepts« (Rauchfleisch, 1981, 1999, 2017a; siehe Kapitel 6.3).

Im Sinne der *Übertragungsfokussierten Psychotherapie* (Clarkin et al., 2008; siehe auch Dammann u. Yeomans, 2017) geht es in der Psychotherapie dissozialer Patient_innen um die *Aktivierung der ver-*

*zerrten inneren Selbst- und Objektrepräsentanzen der Patient_innen in der gegenwärtigen Patient-Therapeut-Beziehung.* Dabei ist es wichtig, dass die Therapeut_innen sich der Tatsache bewusst sind, dass dies nicht lediglich Wiederholungen dessen sind, was sich in der Vergangenheit zugetragen hat, sondern eine Kombination dessen, was geschehen ist, was der Patient meint, was geschehen sei, und was der Patient defensiv zu vermeiden versucht.

Wichtig ist in diesen Behandlungen die Beachtung der Regeln für die Therapie schwerer Persönlichkeitsstörungen, wie ich sie in den vorhergehenden Kapiteln erwähnt habe:

- Schaffung eines stabilen, die Patient_innen emotional tragenden *Therapierahmens,* der ihnen eine Struktur bietet, über die sie selbst nicht verfügen, und der Verbindlichkeit schafft;
- frühzeitige *Deutung der pathologischen Abwehr* im Hier und Jetzt der therapeutischen Interaktion;
- Arbeit an den *Ich-Funktionen,* insbesondere an denen, die den Realitätsbezug beeinträchtigen (vor allem Spaltung, Projektion, projektive Identifizierung, Verleugnung, Idealisierung, Entwertung, Verkehrung ins Gegenteil);
- *Fokussierung auf das Hier und Jetzt.* Keine Deutung genetischen Materials, das die Patient_innen sonst als Abwehr benutzen. Genetische Deutungen allenfalls in fortgeschrittenen Therapiephasen, in denen die Patient_innen fähig sind, derartige Deutungen als Hilfe zum Verständnis einer kohärenten Biografie zu nutzen;
- *Stabilisierung des Selbstwertgefühls* auf realistischer Grundlage, in Verbindung damit *Deutung des pathologischen Größenselbst* und seiner (selbst-)destruktiven Folgen;
- Beachtung und schnelle *Deutung negativer Übertragung;*
- *Reduzierung selbstdestruktiven Verhaltens durch Klärung und Konfrontation* mit dem Ziel, dieses Verhalten ich-dyston und damit unbefriedigend zu machen.

In Ergänzung zu diesen therapeutischen Strategien sei noch etwas ausführlicher auf drei Aspekte eingegangen, die mir für die Behandlung dissozialer Menschen besonders wichtig erscheinen. Es sind die Dauer der Behandlung, die Frage der Grenzsetzung, die gerade bei diesen Patient_innen oft große Probleme bereitet und gegen die sie sich immer wieder vehement wehren, und es ist die verstärkte Arbeit an der sozialen Realität in einer Weise, wie wir sie im Allgemeinen in einer Psychotherapie nicht ausüben.

## 6.1 Dauer der Behandlung

Eine besondere Situation besteht in den Therapien dissozialer Patient_innen in Bezug auf die Dauer der Behandlungen. Den Krankenkassen gegenüber braucht es Rechtfertigungen, wenn Psychotherapien sich über längere Zeit erstrecken. Und auch die verschiedenen Psychotherapieschulen vermitteln ihren Ausbildungskandidat_innen, dass es möglichst schnelle und effiziente Behandlungen sein sollen. In Anbetracht der doppelten Beeinträchtigung, einerseits die gravierenden psychischen Störungen und andererseits die tiefgreifenden sozialen Probleme, sind diese Forderungen bei Therapien von dissozialen Menschen indes nicht erfüllbar.

Es sind insbesondere die schweren Bindungsstörungen und die vielfältigen Beziehungsabbrüche, die diese Menschen erlitten haben, die in den Behandlungen eine größtmögliche *Beziehungskonstanz* erfordern. Dabei ist die Sitzungsfrequenz nach meiner Erfahrung im Allgemeinen weniger wichtig als die Konstanz und Dauer der therapeutischen Beziehung.

Aufgrund dieser Situation fordern uns dissoziale Patient_innen in Bezug auf die Dauer ihrer Therapien zu einem *Paradigmenwechsel* heraus, indem wir uns klarmachen und dies auch der Öffentlichkeit gegenüber vertreten, dass bei ihnen das Prinzip »möglichst schnell und effizient« nicht gilt und sie ähnlich zu behandeln sind wie chronisch körperlich kranke Menschen. Ähnlich wie diese körperlich Kranken bedürfen auch etliche dissoziale Menschen mit chronischen psychosozialen Störungen konstanter, sich über eine längere

Zeit erstreckender therapeutischer Begleitung, deren Dauer nicht an den Maßstäben neurotischer Störungen gemessen werden kann.

## 6.2 Behandlungsrahmen und Grenzsetzung

Eine zweite Besonderheit in der Therapie dissozialer Patient_innen betrifft den Behandlungsrahmen und die Grenzsetzung. Generell ist es in Psychotherapien wichtig, den Patient_innen einen stabilen, sie tragenden emotionalen Rahmen zur Verfügung zu stellen. Dabei können wir mit Will (2017) zwischen einem *äußeren Rahmen (Setting)* und einem *inneren Rahmen (psychoanalytische Grundhaltung des Therapeuten)* unterscheiden. Der Rahmen wirkt als »aktiver Gestalter des analytischen Prozesses [...] und organisiert das analytische Arbeiten und stellt die Mittel dafür bereit« (Will, 2017, S. 114). Der Rahmen ist insofern besonders wichtig, als er »die Grenze dessen ab[steckt], was gut und erfolgversprechend ist und was nicht (Qualität), und dessen, was geht und was nicht geht (Ethik)« (S. 115).

Der Rahmen und die dabei nötige Grenzsetzung bieten den Patient_innen wie den Therapeut_innen Struktur und schützen den Therapieraum und die an der Behandlung beteiligten Personen. Bei dissozialen Menschen kommt diesem Behandlungsrahmen insofern eine große Bedeutung zu, als sie wegen ihrer ich- und überichstrukturellen Störungen selbst nicht über eine ausreichende Steuerungsfähigkeit verfügen (siehe meine Ausführungen über die Manipulationstendenzen und die funktionalisierten Beziehungen dissozialer Persönlichkeiten in Kapitel 4.3).

Den *inneren Rahmen* stellen für mich die psychoanalytische Theorie und die Haltung von Abstinenz, Neutralität und gleichschwebender Aufmerksamkeit sowie die Verwendung von Übertragung und Gegenübertragung dar. Den *äußeren Rahmen* vereinbare ich zu Beginn der Behandlung mit den Patient_innen (Stundendauer, Stundenfrequenz, Einhalten der Termine, Bezahlung etc.). Im Allgemeinen tauchen dabei keine kontroversen Vorstellungen auf. Wie ich im Zusammenhang mit den narzisstischen Störungsanteilen (Kapitel 3.3) beschrieben habe, ergeben sich in dieser Phase der Behandlung allenfalls gewisse Probleme bei der Vereinbarung der nächsten Sitzungen. Aber im Allgemeinen stimmen die Patient_innen den Rahmenbedingungen kommentarlos zu.

Im Verlauf der Behandlung kommt es bei dissozialen Patient_innen jedoch immer wieder zu Situationen, in denen sie die vereinbarten *Grenzen verletzen* und aggressiv auf unsere Forderung, die Grenzen zu respektieren, reagieren. Dies ist im Grunde nicht verwunderlich, haben sie doch in ihrer Biografie vielfältige Grenzverletzungen erlitten und oft keine konstruktiven Grenzen kennengelernt. Umso wichtiger ist es, dass wir ihnen in der Therapie einen klar strukturierten, ihnen Halt gebenden Rahmen bieten und bereit sind, *uns eindeutig zu positionieren,* wenn es um den Erhalt dieses Rahmens geht. Es ist eine Haltung, die auch Crain (2005) als wichtig für den Umgang mit sozial auffälligen Kindern und Jugendlichen in Form eines Gleichgewichts fürsorglicher und konfrontativer Einstellungen und Handlungen beschreibt. Das folgende Beispiel möge dies veranschaulichen und aufzeigen, welche positive Möglichkeit eine klare Grenzsetzung in sich birgt.

Ein dissozialer Patient geriet immer wieder in den Sitzungen in eine maßlose Wut über seine Kollegen, von denen er sich missachtet fühlte, aber auch über mich, wenn ich irgendetwas sagte, was er nicht hören wollte und wodurch er sich missverstanden fühlte. In solchen Situationen begann er laut zu schreien und im Zimmer umherzulaufen. Ich hatte ihn mehrfach aufgefordert, sich etwas zu mäßigen, und mit ihm besprochen, dass ich die Sitzung abbrechen würde, wenn er wieder so laut zu schreien begänne. Der Patient stimmte dem in Sitzungen, in denen er ruhiger war, zwar prinzipiell zu, meinte aber, ich sei »zu streng« in meiner Forderung. Er wisse nicht, ob er sich beherrschen könne, wenn er so wütend werde. Dass dies geschehe, fügte er hinzu, »ist ja schließlich auch Ihre Schuld, weil Sie mich provozieren«.

Als der Patient in einer Sitzung wieder zu schreien und zu toben begann, habe ich ihn auf unsere Vereinbarung hingewiesen und gesagt, wir würden die Sitzung jetzt beenden. Der Patient schaute mich ungläubig an, fuhr dann aber mit seinem Schreien fort. Auf meine nochmalige Aufforderung, mein Zimmer zu verlassen, warf er mir einen wütenden Blick zu, ballte seine Fäuste, sodass ich dachte, er würde sich auf mich stürzen, verließ dann aber, Türen knallend, die Praxis.

Als ich 15 Minuten später das Haus verließ, stand der Patient vor der Haustür und schaute mich fragend an. »Und was jetzt?«, fragte er. Meine Antwort: »Jetzt ist die Sitzung vorbei, und wir sehen uns in der nächsten Woche zur üblichen Zeit wieder.« Der Patient schaute mich ungläubig an, so als ob er mich nicht verstanden hätte. Ich wiederholte deshalb meine Antwort.

Der Patient zögerte und fragte dann: »Was machen Sie jetzt?« Auf meine spontane Antwort »Ich gehe jetzt einkaufen« folgte seine nächste Frage: »Kann ich mit Ihnen kommen?« Ich war ziemlich irritiert durch diese Bitte, die ich in keiner Weise erwartet hatte, und überlegte, welches das Motiv des Patienten für diese Frage sein könnte und welche Antwort von mir therapeutisch sinnvoll wäre.

Nach kurzem Überlegen teilte ich dem Patienten mit, er könne mich bis zur Tür des Supermarkts, der ca. 5 Minuten von der Praxis entfernt lag, begleiten. Dann würden wir uns verabschieden und jeder seines Weges gehen. Auf dem Weg zum Supermarkt würden wir kein Gespräch über die Psychotherapiesitzung führen, sondern könnten über irgendetwas anderes plaudern. Die therapeutische Intention bei dieser Antwort war, dem Patienten nicht nur, wie ich es getan hatte, verbal mitzuteilen, dass unsere heftige Auseinandersetzung in der Sitzung nichts daran änderte, dass wir uns in der kommenden Woche wieder träfen. Mir schien es wichtig, ihn dies auch in Form einer handlungsmäßigen Intervention erleben zu lassen, indem er mich begleitete und dabei spürte, dass zwischen uns »alles in Ordnung« war. Der Patient willigte ein und verhielt sich entsprechend unserer Vereinbarung.

Auf dem Weg zum Supermarkt spürte ich, wie sich der Patient sichtbar entspannte. In den folgenden Therapiesitzungen, in denen wir mehrmals über seine Grenzverletzung und meine Reaktion darauf sprachen, teilte er mir schließlich mit, er sei überzeugt gewesen, dass »mit unserem Streit die Therapie zu Ende« gewesen sei. Dies entsprach, wie für viele dissoziale Patient_innen, seiner bisherigen Lebenserfahrung: Entweder herrscht Einigkeit oder es kommt zum Ausbruch von Aggression, die alles zerstört. Eine konstruktive Abgrenzung ohne totalen Beziehungsabbruch war für ihn jedoch eine völlig neue, heilsame Erfahrung.

## 6.3 Verstärkter Einbezug der sozialen Realität

Eine weitere wesentliche Modifikation gegenüber dem sonst üblichen Vorgehen in psychoanalytisch orientierten Therapien ist der starke Einbezug der sozialen Realität in die Psychotherapie. Dies ist eine Modifikation, die nach meiner Erfahrung notwendig ist, da die soziale Dimension maßgeblich an der Entstehung der dissozialen Störung beteiligt war, sie hat einen erheblichen Einfluss auf das bisherige Leben dieser Patient_innen gehabt, und sie ist von großer Bedeutung für die Prognose und ihre weitere soziale wie psychische Entwicklung.

Aus diesem Grund habe ich ein *bifokales Behandlungskonzept* (Rauchfleisch, 1981, 1999, 2017a) entwickelt, bei dem der therapeutische Fokus zum einen wie bei allen Psychotherapien auf den *innerpsychischen Prozessen* der Patient_innen liegt und zum anderen – und das ist die spezifische Modifikation bei dissozialen Menschen – auf der *sozialen Realität*. Im Rahmen des bifokalen Konzepts beziehe ich verschiedene Elemente der sozialen Realität der Patient_innen in die Therapie ein. Das kann etwa das gemeinsame Anschauen von Stellenanzeigen sein, wobei gerade hier oft die narzisstischen Störungsanteile in Form schwerwiegender Selbstentwertung und/oder maßloser Überschätzung sichtbar werden. Es kann aber auch, wie schon an Beispielen geschildert, meine Teilnahme an Gesprächen der Patient_innen mit den Mitarbeitenden einer Rehabilitationsinstitution sein oder meine konkrete Hilfe bei der Schuldensanierung.

Es geht bei dem bifokalen Ansatz nicht darum, dass ich als Psychotherapeut eine sozialarbeiterische Tätigkeit ausübe, für die mir ja auch die nötigen Kompetenzen fehlen. Es kommt mir hingegen darauf an, die soziale Realität mit ihren vielfältigen Problemen so weit wie möglich in die Psychotherapie einzubeziehen. Sobald sich herausstellt, dass es die fachliche Kompetenz anderer Berufszweige braucht, weise ich die Patient_innen an Fachleute dieser Disziplinen weiter (Anwält_innen, Hausärzt_innen, Sozialdienststellen, kirchliche Beratungsstellen etc.) oder suche auch zusammen mit den Patient_innen diese Spezialist_innen auf.

Wichtig ist mir bei dem bifokalen Behandlungsmodell, dass ich in dem Bereich ansetze, in dem im Augenblick die größten Probleme bestehen, und das ist der soziale Bereich. Hinzu kommt, dass nach meiner Erfahrung die Patient_innen am ehesten für eine Zusammenarbeit bereit sind, wenn sie nicht primär auf der psychologischen Ebene angesprochen werden, sondern wir uns konkreten – drängenden! – sozialen Problemen zuwenden. Dies ist auch wesentlich weniger angsterregend als das klassische psychotherapeutische Vorgehen und trägt wesentlich zum Aufbau eines Arbeitsbündnisses bei.

Das Problem dieses Behandlungskonzepts liegt zum einen darin, dass wir in der psychotherapeutischen, und zwar vor allem in der psychoanalytischen Weiterbildung diese Art von Behandlung nicht kennenlernen. Wir sind aus der Selbsterfahrung ebenso wie aus den kasuistischen Seminaren und der psychoanalytischen Literatur daran gewöhnt, uns um die innerpsychischen Prozesse zu kümmern, während der Einbezug der sozialen Realität unserer Patient_innen nicht zu unserem Erfahrungsbereich gehört.

Ein zweites Problem betrifft einen theoretischen Einwand gegenüber dem bifokalen Behandlungskonzept: Man könnte diesem Behandlungsmodell entgegenhalten, dass es eine psychoanalytisch orientierte Therapie unmöglich mache, weil wir damit als Therapeut_innen in eine reale soziale Rolle eintreten und dies die Arbeit an Übertragung und Widerstand behindere, wenn nicht sogar verunmögliche. Dies entspricht indes nicht meiner Erfahrung. Es ist durchaus möglich, als Therapeut im Sinne eines Parameters (Eissler, 1953) temporär in eine konkrete soziale Rolle einzutreten und gleichzeitig an der Übertragung zu arbeiten. Dies sei an einem Beispiel veranschaulicht.

Ein Patient erschien wütend in der Sitzung, warf mir einen Steuerbescheid auf den Tisch und schimpfte, das sei wieder einmal typisch, dass das Steueramt ihm eine schon vor Tagen abgelaufene Frist für die Zahlung seiner Steuern setze. Die meinten wohl, mit ihm als Vorbestraftem könnten sie machen, was sie wollen. Aber er werde es denen schon zeigen. Gleich nach der Therapiesitzung werde er dorthin gehen und denen »alles kurz und klein schlagen«. Sie würden ihn dann mal kennenlernen und in Zukunft vorsichtiger werden. Das lasse er sich nicht bieten!

Als ich das Schreiben des Steueramts anschaute, sah ich, dass es nicht, wie der Patient angenommen hatte, hieß, er habe seine Steuern bis zu einem vor einer Woche abgelaufenen Termin zu zahlen, sondern dass seine Zahlungen bis zu dem genannten Datum berücksichtigt worden seien. Ich forderte den Patienten deshalb auf, mir den betreffenden Satz vorzulesen. Mir ging es dabei um die Arbeit an den Ich-Funktionen, die immer wieder, wie auch in dieser Situation, durch Wünsche und Ängste des Patienten partiell außer Kraft gesetzt wurden. Der Patient weigerte sich zunächst, den Satz noch einmal genau anzuschauen und vorzulesen. Schließlich willigte er jedoch ein - und stellte nun selbst fest, dass er ihn missverstanden hatte. Ich konnte dem Patienten anhand dieser Situation zeigen, wie wichtig es in Momenten, in denen er in emotionale Spannungen geriet und von seinen Affekten geradezu überrollt wurde, sei, besonders genau »hinzuschauen«. Das hieß, theoretisch gesprochen: Er musste lernen, seine Ich-Funktionen des Denkens und der Wahrnehmung effizient einzusetzen, um die Realität wahrnehmen zu können.

Das zweite psychotherapeutisch aufschlussreiche Thema betraf das Überich des Patienten: Seine Äußerung, die Mitarbeiter des Steueramts meinten wohl, mit ihm als Vorbestraftem oder Verbrecher könnten sie machen, was sie wollen, legte ein beredtes Zeugnis ab von seinen ihn entwertenden sadistischen Überich-Kernen. So hatte er in einer früheren Sitzung sich selbst auch als »Verbrecher« und »Abschaum der Gesellschaft« bezeichnet. Indem er aggressiv gegen die Mitarbeiter des Steueramts vorgehen wollte, externalisierte er den in seinem eigenen Inneren tobenden Kampf, den er nun gegen die Überich-Träger in der Außenwelt führen wollte.

Es ist charakteristisch für dissoziale Menschen wie ihn, dass die Projektion der massiven Selbstentwertung auf Überich-Träger in der Außenwelt häufig nicht genügend Entlastung bringt und die Patient_innen deshalb mithilfe ihres Größenselbst eine grandiose Machtdemonstration aufbauen. Im Fall meines Patienten war es der Plan, zum Steueramt zu gehen und »denen alles kurz und klein zu schlagen«, wozu dieser Patient, wie ich aus seiner Vorgeschichte wusste, durchaus fähig gewesen wäre.

Im Gespräch über die Zahlung seiner Steuern stellte sich heraus, dass er seine finanziellen Belange an seine Mutter delegierte. In diesem Zusammenhang erwähnte der Patient auch, dass die Mutter seine Wohnung putze und er oft auch Einkäufe von Lebensmitteln von ihr erledigen ließ. Zugleich beklagte er sich heftig über ihre »Bevormundungen« und dass sie seinen persönliche Raum nicht genügend respektiere. Hier wurde ein psychodynamisch wichtiges Problem sichtbar, das in der weiteren Therapie noch oft ein Thema war: die symbiotische Züge aufweisende Beziehung zu seiner Mutter mit einer großen Ambivalenz bezüglich seiner Liebes- und Hassimpulse und sein zentrales Autonomieproblem.

Die gleiche Dynamik hatte ich auch in der Übertragung beobachtet. Auch mir gegenüber hatte sich der Patient mehrfach in ähnlicher Weise verhalten, indem er mich einerseits zu bestimmten Dingen zu drängen versuchte (z. B. einen Bericht an seinen Arbeitgeber wegen seiner Arbeitszeiten zu schreiben), andererseits dann aber auch erkennen ließ, dass er sich durch mich – wie durch die Mutter – bevormundet und in seiner Autonomie beeinträchtigt fühlte.

Wie diese Therapiesequenz zeigt, war es anhand des Gesprächs über die Steuererklärung des Patienten möglich, für die weitere Behandlung wertvolle Informationen über ichstrukturelle Probleme, Überich-Konflikte, narzisstische Störungsanteile, psychodynamische Aspekte und Übertragungskonstellationen zu gewinnen. Je nach Stand der Therapie kann man an dem einen oder dem anderen Aspekt arbeiten.

Zum Einbezug der sozialen Realität in die Psychotherapie gehört für mich bei dissozialen Patient_innen auch der *Einbezug von Angehörigen und von Fachleuten anderer Disziplinen.* Dabei gilt die Regel, dass ich keine Gespräche mit Dritten führe, ohne dass die Patient_innen dabei sind. Im Fall von Telefongesprächen müssen die Patient_innen in meinem Zimmer oder im Zimmer der Gesprächspartner sein und durch den Lautsprecher am Telefon am Gespräch teilnehmen können.

Der Einbezug von Angehörigen erweist sich gerade bei diesen Patient_innen oft als sehr wichtig. Durch das persönliche Kennenlernen können wir zum einen die uns von den Patient_innen vermittelten – verzerrten – Bilder der Angehörigen korrigieren und uns dadurch nicht in die Spaltungen der Patient_innen hineinziehen lassen. Zum anderen ist es uns durch das persönliche Zusammentreffen mit den Angehörigen möglich, abzuschätzen, ob und inwieweit die Angehörigen die Therapie der Patient_innen unterstützen. Sie tragen im Zusammenleben mit den Patient_innen oft eine große Last, bei der auch sie unter Umständen Hilfe brauchen (Rauchfleisch, 2017b, 2019b).

# 7 Fazit

Es ist selbstverständlich, dass die Krankenkassen und – bei gerichtlich angeordneten Maßnahmen – die zuweisenden Stellen, aber auch – wenn es um von Sozialdiensten finanziell unterhaltene Patient_innen geht – die Öffentlichkeit ein Recht haben, uns Therapeut_innen nach den *Erfolgen unserer Behandlungen* zu fragen. Außerdem vermitteln die verschiedenen Therapieschulen ihren Ausbildungskandidat_innen, dass die Behandlungen zu möglichst schnellen und umfassenden Erfolgen führen sollen.

Bei dissozialen Patient_innen fällt es oft schwer, mit großen Erfolgen aufzuwarten. Gewiss lassen sich nach längeren Therapien Verbesserungen in der Impulssteuerung, eine Reduzierung der narzisstischen Kränkbarkeit, tragfähigere Beziehungen und eine etwas bessere soziale Integration erreichen. Aber überwältigende Erfolge sind dies häufig nicht.

Ich habe die Erfolgschancen absichtlich relativ negativ geschildert, um klarzumachen, dass wir es bei dissozialen Menschen mit einer Klientel zu tun haben, die hinsichtlich der Aussicht auf Therapieerfolge von vielen anderen Patientengruppen abweichen. Die Tatsache, dass es oft keine spektakulären Erfolge sind, ist ein Grund dafür, dass sie vielfach »unbeliebte« Patient_innen sind (Rauchfleisch, 2011). Wie geschildert, brauchen sie eine spezielle, die Therapeut_innen zum Teil stark fordernde und emotional belastende Behandlung, und trotz der großen therapeutischen Bemühungen sind oft »nur« mäßige Erfolge zu verzeichnen.

Betrachten wir die Ausgangslage vieler dissozialer Menschen mit ihren frühen Traumatisierungen, den desolaten sozialen Bedingungen, unter denen sie aufgewachsen sind, ihren ich- und überichstrukturellen Störungen, den zum Teil erheblichen narzisstischen Störungsanteilen und ihren vielfältigen sozialen Defiziten, so ist eigentlich nicht zu erwarten, dass selbst intensive Therapien zu spektakulären Erfolgen führen. In Anbetracht der Ausgangslage sind dann jedoch »gewisse« emotionale und soziale Stabilisierungen sowie »etwas« beständigere soziale Beziehungen und wenigstens einige Monate oder ein bis zwei Jahre an einem Arbeitsplatz durchgehaltene berufliche Tätigkeiten bereits große Schritte.

Für die Therapeut_innen, die dissoziale Menschen behandeln, kommt es nach meiner Erfahrung sehr darauf an, dass sie ihre *eigenen beruflichen Ambitionen kritisch reflektieren* und die Erfolge, die ihre Patient_innen erzielen, auch entsprechend würdigen. Dies bringt beiden am therapeutischen Prozess Beteiligten, den Patient_innen wie den Therapeut_innen, eine für ihr Selbstwertgefühl wichtige narzisstische Gratifikation und vermittelt Zufriedenheit dort, wo sonst Unzufriedenheit und das Gefühl, »es nicht richtig gemacht zu haben«, entstehen.

Eine Hilfe bei dieser kritischen Reflexion der eigenen therapeutischen Ansprüche ist das Konzept des *»patient ideal«* (Kotin, 1986). Bei diesem Konzept geht es um das oft unbewusste (Ideal-) Bild, das Therapeut_innen von ihren Patient_innen in sich tragen, und um die Frage, wie realistisch ihre Vorstellungen davon sind, wie sich ihre Patient_innen entwickeln werden. Gerade bei dissozialen Menschen ist eine kritische Auseinandersetzung mit dem »patient ideal« besonders wichtig, da bei ihnen auf der einen Seite das Ausmaß der Veränderungen aufgrund der Ausgangsbedingungen mehr oder weniger begrenzt ist und weil auf der anderen Seite bei diesen Patient_innen die Gefahr besteht, dass sie ihre eigenen oft *extrem hohen Ich-Ideal-Forderungen an die Therapeut_innen delegieren.* Die Folge kann ein großer Druck sein, unter den die Therapeut_innen ihre Patient_innen, aber auch sich selbst setzen.

Die Konsequenz ist, dass wir in der Arbeit mit dissozialen Patient_innen unsere *therapeutischen Ambitionen erheblich herunterschrauben müssen.* Wie ich in diesem Buch gezeigt habe, bedeutet dies keineswegs therapeutischen Nihilismus und darf auch nicht zu Resignation und Hoffnungslosigkeit führen. Dies wäre verhängnisvoll, da die dissozialen Menschen selbst ja häufig keine positiven Perspektiven für sich sehen und mitunter völlig resignieren.

In dieser Situation müssen wir Therapeut_innen den *Funken der Hoffnung* in uns tragen und in der Gegenübertragung atmosphärisch vermitteln. Dadurch kann es gelingen, trotz aller Probleme, die sich in diesen Behandlungen ergeben, den dissozialen Menschen, die unter desolaten Bedingungen aufgewachsen sind und schwere psychische und soziale Störungen davongetragen haben, in einer auf sie zugeschnittenen Psychotherapie eine neue Stabilität zu vermitteln, die ihnen das Fundament für ein besseres psychisches und soziales Leben bietet.

# Literatur


Adler, G. (1979). The myth of the alliance with borderline patients. American Journal of Psychiatry, 136, 642–645.

Alexander, F., French, T. M. (1946). Psychoanalytic theory. New York: Ronald Press.

Antonovsky, A. (1997). Salutogenese. Zur Entmystifizierung der Gesundheit. Tübingen: dgvt-Verlag.

Blanck, G., Blanck, R. (1978). Angewandte Ich-Psychologie. Stuttgart: Klett-Cotta.

Buchheim, A. (2017). Antisoziale Persönlichkeitsstörung und Bindungserfahrungen. In B. Dulz, P. Briken, O. F. Kernberg, U. Rauchfleisch (Hrsg.), Handbuch der Antisozialen Persönlichkeitsstörung (S. 96–104). Stuttgart: Schattauer.

Burnham, D. L., Gladstone, A. I., Gibson, R. W. (1969). Schizophrenia and the need-fear-dilemma. New York: International Universities Press.

Clarkin, J. F., Yeomans, F. E., Kernberg, O. F. (2008). Psychotherapie der Borderline-Persönlichkeit. Stuttgart: Schattauer.

Crain, F. (2005). Fürsorglichkeit und Konfrontation. Psychoanalytisches Lehrbuch zur Arbeit mit sozial auffälligen Kindern und Jugendlichen. Gießen: Psychosozial-Verlag.

Crain, F. (2011). »Ich geh ins Heim und komme als Einstein heraus«. Zur Wirksamkeit der Heimerziehung. Wiesbaden: Springer VS.

Dammann, G., Yeomans, F. E. (2017). Antisoziale Persönlichkeitsstörung und Übertragungsfokussierte Psychotherapie. In B. Dulz, P. Briken, O. F. Kernberg, U. Rauchfleisch (Hrsg.), Handbuch der Antisozialen Persönlichkeitsstörung (S. 399–417). Stuttgart: Schattauer.

Dulz, B., Briken, P., Kernberg, O. F., Rauchfleisch, U. (Hrsg.) (2017). Handbuch der Antisozialen Persönlichkeitsstörung. Stuttgart: Schattauer.

Eissler, K. R. (1953). The effect of structure of the ego on psychoanalytic technique. Journal of the American Psychoanalytic Association, 1, 104–143.

Erikson, E. H. (1966). Identität und Lebenszyklus. Stuttgart: Klett.

Ermann, M. (2014). Gegenübertragung. In W. Mertens (Hrsg.), Handbuch psychoanalytischer Grundbegriffe (4. Aufl., S. 294–300). Stuttgart: Kohlhammer.

Freud, S. (1905). Bruchstück einer Hysterie-Analyse. GW V. Frankfurt a. M.: Fischer.

Freud, S. (1916). Einige Charaktertypen aus der psychoanalytischen Arbeit. GW X. Frankfurt a. M.: Fischer.

Freud, S. (1923). Das Ich und das Es. GW XIII. Frankfurt a. M.: Fischer.

Glover, E. (1956). On the early development of mind. New York: International Universities Press.

Green, A. (1975). Analytiker, Symbolisierung und Abwesenheit im Rahmen der psychoanalytischen Situation. Über Veränderungen der analytischen Praxis. Psyche – Zeitschrift für Psychoanalyse und ihre Anwendungen, 29, 503–541.

Hare, R. D. (1970). Psychopathy: Theory and research. New York: Wiley & Sons.

Hare, R. D. (2000). Eigenschaften von antisozialen Borderline-Patienten und Psychopathen: Konsequenzen für das Gesundheitssystem und das Strafrechtssystem. In O. F. Kernberg, B. Dulz, U. Sachsse (Hrsg.), Handbuch der Borderline-Störungen (S. 393–411). Stuttgart: Schattauer.

Hare, R. D., Neumann, C. S. (2008). Psychopathy as a clinical and empirical construct. Annual Review of Clinical Psychology, 4, 217–246.

Herold, R., Weiß, H. (2014). Übertragung. In W. Mertens (Hrsg.), Handbuch psychoanalytischer Grundbegriffe (4. Aufl., S. 1005–1020). Stuttgart: Kohlhammer.

Horney, K. (1936). The problem of the negative therapeutic reaction. Psychoanalytic Quarterly, 5, 29–44.

Kernberg, O. F. (2009). Borderline-Störungen und pathologischer Narzissmus. Frankfurt a. M.: Suhrkamp.

Kernberg, O. F. (2019). Schwere Persönlichkeitsstörungen. Theorie, Diagnose, Behandlungsstrategien (10. Aufl.). Stuttgart: Klett-Cotta.

Körner, J. (2017). Die Psychodynamik von Übertragung und Gegenübertragung. Göttingen: Vandenhoeck & Ruprecht.

Kotin, J. (1986). The patient ideal. Journal of the American Academy of Psychoanalysis, 14, 57–68.

Lorenzer, A. (1983). Sprache, Lebenspraxis und szenisches Verstehen in der psychoanalytischen Therapie. Psyche – Zeitschrift für Psychoanalyse und ihre Anwendungen, 37, 97–115.

Müller, J. (2017). Neurobiologie und Bildgebung der Antisozialen Persönlichkeitsstörung. In B. Dulz, P. Briken, O. F. Kernberg, U. Rauchfleisch, (Hrsg.), Handbuch der Antisozialen Persönlichkeitsstörung (S. 84–95). Stuttgart: Schattauer.

Nacht, S., Racamier, P. C. (1960/61). Die depressiven Zustände. Psyche – Zeitschrift für Psychoanalyse und ihre Anwendungen, 14, 651–677.

Rauchfleisch, U. (1981). Dissozial. Entwicklung, Struktur und Psychodynamik dissozialer Persönlichkeiten. Göttingen: Vandenhoeck & Ruprecht.

Rauchfleisch, U. (1999). Außenseiter der Gesellschaft. Psychodynamik und Möglichkeiten zur Psychotherapie Straffälliger. Göttingen: Vandenhoeck & Ruprecht.

Rauchfleisch, U. (2011). Antisoziale Persönlichkeiten – eine unbeliebte Patientengruppe. PTT – Persönlichkeitsstörungen: Theorie und Therapie, 15, 35–43.

Rauchfleisch (2012). Die Bedeutung der Empathie für Diagnostik und Therapie antisozialer Persönlichkeiten. PTT – Persönlichkeitsstörungen: Theorie und Therapie, 16, 262–267.

Rauchfleisch, U. (2013). Begleitung und Therapie straffälliger Menschen (4. Aufl.). Göttingen: Vandenhoeck & Ruprecht.

Rauchfleisch, U. (2017a). Psychodynamische Behandlungsansätze. In B. Dulz, P. Briken, O. F. Kernberg, U. Rauchfleisch (Hrsg.), Handbuch der Antisozialen Persönlichkeitsstörung (S. 393–398). Stuttgart: Schattauer.

Rauchfleisch, U. (2017b). Narzissten sind auch nur Menschen. Wie wir mit ihnen klarkommen. Ein Ratgeber. Ostfildern: Patmos.

Rauchfleisch, U. (2019a). Diagnose Borderline. Diagnostik und therapeutische Praxis. Stuttgart: Kohlhammer.

Rauchfleisch, U. (2019b). L(i)eben mit Borderline. Ein Ratgeber für Angehörige (3. Aufl.). Ostfildern: Patmos.

Rohde-Dachser, C. (1989). Abschied von der Schuld der Mütter. Praxis Psychotherapie und Psychosomatik, 34, 250–260.

Sandler, J., Dare, C., Holder, A. (1973). Die Grundbegriffe der psychoanalytischen Therapie. Stuttgart: Klett.

Staats, H. (2017). Die therapeutische Beziehung. Spielarten und verwandte Konzepte. Göttingen: Vandenhoeck & Ruprecht.

Sterba, R. (1934). Das Schicksal des Ichs im therapeutischen Verfahren. Internationale Zeitschrift für Psychoanalyse, 20, 66–73.

Will, H. (2017). Wie der Rahmen den analytischen Prozess organisiert und schützt. In B. Unruh, I. Moeslein-Teising, S. Walz-Pawlita (Hrsg.), Grenzen (S. 101–116). Gießen: Psychosozial-Verlag.

Willutzki, U. (2000). Ressourcenorientierung in der Psychotherapie – Eine »neue« Perspektive? In M. Hermer (Hrsg.), Psychotherapeutische Perspektiven am Beginn des 21. Jahrhunderts (S. 193–212). Tübingen: dgvt-Verlag.

Wöller, W., Kruse, J. (1998). Die Reviktimisierungstendenz bei Opfern körperlichen und sexuellen Missbrauchs. In A.-M. Schlösser, K. Höhfeld (Hrsg.), Trauma und Konflikt (S. 151–161). Gießen: Psychosozial-Verlag.

Zetzel, E. R. A. (1971). A developmental approach to the borderline patient. American Journal of Psychiatry, 127, 867–871.

Burkhard Dretzke/Margaret Dretzke

# Englisch üben fürs Lehramt

## Fehler erkennen, korrigieren, vermeiden

Ferdinand Schöningh

Die Autoren:
Margaret I. Dretzke/Nester (*B.A., double honours*) studierte an der *University of Keele* (GB). In Deutschland unterrichtete sie als *native speaker* Englisch an mehreren Schulen und Hochschulen sowie in der Industrie.
Dr. Burkhard Dretzke studierte Romanistik und Amerikanistik/Anglistik und arbeitete in England sowie an der Freien Universität Berlin in der Angewandten Linguistik und Sprachpraxis. Dazu war er bundesweit in der Lehrerfortbildung tätig.
Beide sind Autoren verschiedener Fachbücher und Fachartikel zu Themen wie *British and American English Pronunciation, Business Situations, Modern English Usage, False Friends, Faux Amis*, Wörterbucharbeit, Sprachkorrektheit, Neologismen, Pausologie und Sprechfertigkeit.

Umschlagabbildung: © Web Buttons Inc, Fotolia

Online-Angebote oder elektronische Ausgaben sind erhältlich unter **www.utb-shop.de**

Bibliografische Information der Deutschen Nationalbibliothek

Die Deutsche Nationalbibliothek verzeichnet diese Publikation in der Deutschen Nationalbibliografie; detaillierte bibliografische Daten sind im Internet über http://dnb.d-nb.de abrufbar.


(Verlag Ferdinand Schöningh GmbH & Co. KG, Jühenplatz 1, D-33098 Paderborn)

Internet: www.schoeningh.de



Printed in Germany.
Herstellung: Ferdinand Schöningh, Paderborn
Einbandgestaltung: Atelier Reichert, Stuttgart

UTB-Band-Nr: 4385
ISBN 978-3-8252-4385-2

# Inhalt

# Einleitung

Dieses Buch richtet sich an Lehramtsstudierende, Studierende, an Lehrende, Schülerinnen und Schüler der Oberstufe sowie an fortgeschrittene Lernende. Es soll die oft vernachlässigte Fähigkeit der *Fehleridentifizierung* und konsequenterweise *Fehlervermeidung* im Englischen verbessern helfen. Es soll die Leser für Fehler sensibilisieren und somit dazu beitragen, dass sich ihre Englischkenntnisse erweitern. Anhand von Texten, die Fehler enthalten, soll auf typische Fehlerquellen beim Gebrauch des Englischen und auf Fehleinschätzungen bei der Identifizierung von Fehlern aufmerksam gemacht werden.

Die Zielnorm ist das *Standard BrE* (BrE) unter Berücksichtigung des *Standard AmE* (AmE). Als wesentliche Fehlerquellen beim Gebrauch des Englischen erweisen sich in der **Grammatik** besonders die Zeiten und der Aspekt, der Gebrauch des Artikels, die Adverbien und die Wortstellung. Im **lexikalischen** Bereich sind Kollokationen, Polyseme (Wörter mit mehreren Bedeutungen) und sog. *false friends* als Probleme zu nennen. Diese „falschen Freunde“ sind *items*, die durch ihre orthographische, grammatische, phonetische und/oder besonders lexikalisch-semantische Ähnlichkeit immer wieder inkorrekt verwendet werden und die letztlich zu „fossilierten Fehlern“ führen. Zu diesen „falschen Freunden“ gehören auch sog. Pseudo-Anglizismen, d.h. Wörter, die englischen Ursprungs sind bzw. sein könnten, die aber im Englischen nicht oder anders verwendet werden. In der **Rechtschreibung** und natürlich auch in der **Aussprache** des Englischen kommt es aufgrund des ursprünglichen Nebeneinanders von lateinischen, französischen und germanischen Regeln sowie aufgrund der Sprachentwicklung zu weiteren Schwierigkeiten. Die Diskrepanz zwischen Schreibung und Aussprache – für die 46 englischen Phoneme gibt es über 1.100 Schreibungen – ist im Englischen besonders groß.

Die Texte enthalten neben Fehlern natürlich die traditionell korrekt-etablierten Formen, aber auch Neuerungen in der englischen Sprache. Diese Neuerungen beziehen sich auf *items*, die im traditionellen englischen Sprachgebrauch noch als inkorrekt eingestuft werden. Aufgrund der Entwicklungen innerhalb der englischen Sprache und aufgrund eines geänderten Korrektheitsbegriffs sowie einer veränderten Einstellung der gebildeten Sprecher/innen zum Sprachgebrauch sind viele dieser Neuerungen in den Standardbereich aufgestiegen. Infolgedessen kommt es bei Englischkorrekturen dann dazu, dass erstens Fehler übersehen und zweitens korrekte Formen als falsch eingestuft werden. Zur Verunsicherung bei den Korrigierenden trägt zusätzlich auch die Vermischung von korrektem und inkorrektem Englisch in den Texten bei (s. **Zur Problematik der Fehleridentifizierung und Korrektheit im modernen Englisch**, S. 223).

Die vorliegenden Texte sind teilweise mit Fehlern versehen, teilweise enthalten sie viele Sprachgebrauchsneuerungen und sind insofern völlig fehlerfrei. Das Ziel des Buches ist es, grundsätzlich die Sprachkompetenz zu verbessern. Es sollen Sprachlücken geschlossen, traditionelle Sprachregeln gefestigt und neue Sprachregeln gelernt werden, um den eigenen, manchmal bereits fossilierten Fehlern endlich erfolgreich zu begegnen. Dieses Ziel soll durch das Entwickeln und das bewusste Üben der Fähigkeit, Fehler in Texten zu identifizieren, erreicht werden. Denn die Fähigkeit zur Eigen- und Fremdkorrektur stellt im Fremdsprachenunterricht keine Selbstverständlichkeit dar. Letztlich sollen die Übungen auch das autonome Lernen fördern.

Das Buch ist in zwei Teile gegliedert. Im ersten Teil befinden sich die **Texte** zur Identifizierung von Fehlern mit einer folgenden **Auflistung der Fehler**. Daran schließen sich eine **Lernphase** (Erklärungen und Fragen) und eine **Übungsphase** (Übersetzungsaufgaben) an. Der zweite Teil umfasst die **Fehlerkorrektur**, die **Lösungen** zu den Lern- und Übungsphasen, **alle Texte in korrektem Englisch** und einen Exkurs über **Korrektheit im heutigen Englisch**.

Das Buch kann sowohl im Selbststudium als auch im Unterricht in der Schule oder an der Hochschule Verwendung finden.

Herrn OStD Michael Reutlinger sind wir für didaktisch-methodische Hinweise und die Durchsicht des Manuskripts sehr dankbar. Für die Verlagsbetreuung danken wir Frau Nadine Albert vom Schöningh Verlag, deren konstruktiv-kritische Haltung wie auch unterstützend-positive Einstellung ein Gewinn für das Projekt war.

## Abkürzungen und Symbole

| | |
|---|---|
| AmE | Amerikanisches Englisch |
| BrE | Britisches Englisch |
| *CGEL* | *Comprehensive Grammar of the English Language* |
| fml. | formell |
| infml. | informell |
| intr. | intransitives Verb |
| jd. | jemand |
| jm. | jemandem |
| jn. | jemanden |
| *pl.* | *plural* |
| *sb.* | *somebody* |
| *sth.* | *something* |
| tr. | transitives Verb |
| v. | Verb |
| n. | Nomen |
| adj. | Adjektiv |
| * | inkorrektes Englisch in jedem Kontext |
| (*) | inkorrektes Englisch im vorliegenden Kontext |
| ? | Korrektheit (noch) strittig |

# TEXTE

## Text 1

Der folgende Text kann, muss aber nicht, typische Fehler deutschsprachiger Lernender enthalten. Lesen Sie sich den Text durch und markieren Sie die Stellen, die Ihrer Meinung nach falsch sind.

### Identifying Mistakes

The meaning that learning English is easy is widespread among many native speakers of German. This might be true as far as basic English is concerned, but such a generalization does not hold true for more advanced English.

A closer look will reveal that English spelling, pronounciation, lexic and grammar often prove to be far more complicated than might be expected for advanced learners. Another aspect to bear in mind is that the English language is constantly changing and the notion of correctness is never hundred pro cent fixed. Finally, teachers and learners are continually exposed to incorrect utterances from other non-natives including some speakers in the media, so in the end everyone has difficulty to recognize mistakes.

Thus it is not surprising that teachers are ever faced with problems when marking their student's written and oral performance. Although students can hardly be blamed for doing mistakes which is after all typical for learners, teachers cannot entirely be blamed too if they oversee mistakes or mark items wrong which are actually correct.

Frankly spoken, it is highest time that someone publishes a comprehensive guide to English to help learners and teachers identify mistakes, mark texts rightly and, if possible, avoid mistakes once and for all.

Difficult areas in English where skills need to be developped are, under other, tense and aspect, the use of articles, collocations, proverbs and idioms. For example, can one talk about a "strong smoker"? Does the proverb "to carry owls to Athen" exist? Can one say "I have been wanting to visit London for years"? And can an examination be "a piece of cake"? Hopefully, this book will help the reader to feel more competent to deal with such questions and enjoy the challenge of marking tests.

Haben Sie in dem Text Fehler gefunden? Zur Kontrolle bitte umblättern.

## Fehlerliste

Auf dieser Seite finden Sie die Liste der Fehler. Arbeiten Sie zunächst die Lern- und Übungsphasen durch und setzen Sie danach die korrekten Formen *im Sinnzusammenhang* in die dafür vorgesehenen Schreibräume unten ein.

1. (*) meaning: ______________________
2. * pronounciation: ______________________
3. * lexic: ______________________
4. (*) hundred: ______________________
5. * procent: ______________________
6. * have difficulties to recognize: ______________________
7. (*) ever: ______________________
8. (*) student's performance: ______________________
9. * do mistakes: ______________________
10. ? typical for: ______________________
11. * cannot be blamed too: ______________________
12. (*) oversee: ______________________
13. * frankly spoken: ______________________
14. * it is highest time: ______________________
15. (*) publishes: ______________________
16. * correct texts rightly: ______________________
17. * developped: ______________________
18. * under other: ______________________
19. * a strong smoker: ______________________
20. * Athen: ______________________
21. * carry owls to Athen: ______________________

## Lernphase 1

1. Schlagen Sie folgende Vokabeln in einem zweisprachigen Wörterbuch nach: *Meinung*, *Lexik*, *typisch für*, *Fehler machen*, *es ist höchste Zeit*, *Eulen nach Athen tragen*, *übersehen*.
2. Die falsche Schreibung **pronounciation* ist weitverbreitet, sie ist oft eine Folge der Übergeneralisierung: vb. *pronounce* – n. *pronunciation*.
3. *Immer* wird im (modernen) Englisch mit *always* übersetzt. In bestimmten Verbindungen steht auch *ever* wie beispielsweise *forever*, *whoever* und *whenever* („immer wenn, jedesmal wenn").
4. Nach welchen Regeln erfolgt die Setzung des Apostrophs bei Substantiven im Englischen?
5. Welche Schwierigkeiten ergeben sich bei der Übersetzung von *hundert* und *tausend*?
6. Das englische Wort für *Prozent* kann auf zweierlei Weise geschrieben werden. Wie lauten die beiden korrekten Formen?
7. *Schwierigkeiten haben, etwas zu tun* heißt im Englischen *have difficulty/difficulties (in) doing sth.*

## Lernphase 2

1. Die Übersetzung von *auch nicht* ins Englische ist problematisch. Übersetzen Sie die folgenden Sätze ins Englische:
   – *Ich kann auch nicht schwimmen.*
   – *Mein Freund auch nicht.*
2. Sog. Partizipialkonstruktionen als Entsprechung zu kommentierenden Adverbien stehen im Englischen mit dem **Partizip Präsens** wie beispielsweise *frankly speaking, strictly speaking, roughly speaking* und *generally speaking*.
3. Die korrekte Schreibung des **past tense** von *develop* ist *developed*. Welche Regel können Sie dafür geben?
4. Die korrekte Übersetzung von *starker Raucher* ist *heavy smoker*. Der Grund ist, dass in verschiedenen Sprachen Wörter unterschiedlich mit anderen Wörtern zusammenstehen bzw. kollokieren. Finden Sie drei typische Beispiele für Kollokationen im Englischen.
5. Welche Übersetzungen finden Sie im zweisprachigen Wörterbuch für *richtig*? Geben Sie Beispiele für typische Kollokationen.
6. Bei der Benutzung von Sprichwörtern im Englischen ist allgemein Vorsicht geboten. Neben wörtlichen oder ähnlichen Ent-

sprechungen gibt es im Deutschen und Englischen Sprichwörter, die völlig verschieden sind.

**Beispiele**:

- *behave like a bull in a china shop* = sich wie ein Elefant im Porzellanladen benehmen. (ähnlich)
- *It's all Greek to me* = Das sind alles böhmische Dörfer für mich/ ich verstehe nur Bahnhof. (verschieden)
- *That's not my cup of tea* = das ist nicht meine Kragenweite. (verschieden)

7. Wie heißen die Städte *Athen*, *Brüssel*, *Marseille* und *Neapel* auf Englisch?
8. Die Übersetzung von *unter anderem* lautet *among others* bzw. *among other things*.

## Übungsphase 1

Übersetzen Sie ins Englische:

1. Meiner Meinung nach macht sie ihre Sache sehr gut.
2. Sie hat ihn immer geliebt.
3. Die Aussprache der Schüler ist nicht schlecht.
4. Es ist typisch für ihn, dass er unhöflich ist.
5. Sie haben mehrere Rechtschreibfehler gemacht.
6. Ich kann auch nicht (kommen).
7. Nichtmuttersprachler haben oft Schwierigkeiten, das Englische korrekt auszusprechen.
8. Vom rechtlichen Standpunkt gesprochen hat die Regierung keinen Fehler gemacht.
9. Offen gesagt ist er einfach nicht ehrlich.

## Übungsphase 2

Übersetzen Sie ins Englische:

1. Es ist höchste Zeit, dass wir den Wagen verkaufen.
2. Sie hat den Satz nicht richtig ausgesprochen.
3. Wenn Sie Englisch richtig lernen wollen, sollten Sie nach England gehen.
4. Wie Geoffrey richtig bemerkte, sind die Geisteswissenschaften oft unterfinanziert.

5. In den letzten Jahren hat sich der Tourismus in Berlin beträchtlich entwickelt.
6. Er ist ein starker Raucher.
7. Eulen nach Athen tragen.
8. Ich bin kompetent genug, um englische Sprichwörter richtig zu benutzen.
9. Polen ist 90% katholisch.

## Text 2

Der folgende Text kann, muss aber nicht, typische Fehler deutschsprachiger Lernender enthalten. Lesen Sie sich den Text durch und markieren Sie die Stellen, die Ihrer Meinung nach falsch sind.

### University Courses

After making their final school exams, young people are frequently faced with the dilemma of whether to choose a university course in a subject they are passionate about or a course which is more likely to guarantee a job after they leave university.

I have recently read a newspaper article in a British newspaper on selecting university courses which advised prospective students to go with their gut feeling when choosing a course and a relevant institution. However, there are still many factors and a lot of informations to be taken into consideration.

As far as courses are concerned, not all of them with the same name have the same content. History, for example, may cover any or all of modern, ancient, world, European, American, Asian, British, colonial and women's history. Quite often, the most courses with seductive names should be viewed critically. For example, forensic science is really just chemistry with a few extras. If students are uncertain about the career they wish to follow, one approach might be to start studying subjects they liked and were good in at gymnasium and then add on other career or job qualifications later.

There are other questions effecting the choice of institutions. Do students choose to study in or near their home town which is a recently observed phenomen – at least in the UK – or do they particularly want to move elsewhere? Is a university with an option to study abroad important to acquire the cultural competence so sought after by employers? And in a climate of financial austerity what about fees and the possibility of recieving stipends, since students need to concentrate on their study rather than working to earn money. For some young people even things like good shopping facilities or sports and cultural facilities play a vital role. But in the end, despite all these considerations, all what you really need to know is that you are totally committed to the subject you have chosen.

Haben Sie in dem Text Fehler gefunden? Zur Kontrolle bitte umblättern.

## Fehlerliste

Auf dieser Seite finden Sie die Liste der Fehler. Arbeiten Sie zunächst die Lern- und Übungsphasen durch und setzen Sie danach die korrekten Formen *im Sinnzusammenhang* in die dafür vorgesehenen Schreibräume unten ein.

1. * making their final school exams: ____________________
2. (*) I have read ...recently: ____________________
3. * informations: ____________________
4. * the most courses: ____________________
5. (*) good in: ____________________
6. (*) gymnasium: ____________________
7. (*) effecting: ____________________
8. * phenomen: ____________________
9. * recieving: ____________________
10. (*) stipends: ____________________
11. (*) their study: ____________________
12. * all what: ____________________

## Lernphase 1

1. Schlagen Sie folgende Vokabeln in einem zweisprachigen Wörterbuch nach: *Gymnasium* (BrE und AmE), *Phänomen, Stipendium.*
2. *Recently* kann *vor kurzem* oder *in letzter Zeit* heißen, der Tempusgebrauch richtet sich je nach der Bedeutung. *Vor kurzem* wird mit dem **past tense**, *in letzter Zeit* mit dem **present perfect** konstruiert. Bilden Sie je zwei Beispielsätze.
3. Im Englischen gibt es für das deutsche Wort *werden* mehrere Übersetzungsmöglichkeiten. Schlagen Sie in einer Grammatik unter dem Stichwort *werden* nach und bilden Sie Sätze mit *become, come, fall, get, go, grow* und *turn.*
4. Die korrekte Schreibung ist *receiving*! Englische Schulkinder lernen folgende Regel: "**i** before **e**, except after **c** (except for the

exceptions)." *Bekommen* kann im Englischen *get* (z.B. *What did you get for your birthday?*), *receive* (z.B. *I have received hundreds of letters this week.*) und *obtain* (z.B. *I obtained my degree at Warwick.*) heißen. *Get* ist am wenigsten formell.

5. *Information* gehört im Englischen zu der Klasse der **uncountable nouns** wie auch *news*. Welche Konstruktionen sind mit *information* möglich?
6. Wie übersetzen Sie *gymnasium, stipend, their study* und *become* ins Deutsche?

## Lernphase 2

1. Merke: *gymnasium* ist n i c h t *Gymnasium, become* ist n i c h t *bekommen* und *stipend* ist n i c h t *Stipendium.*
2. *Gut sein in Mathematik/Latein/Englisch* heißt im Englischen *be good at mathematics/at Latin/at English.*
3. *Affect* und *effect* sind zwei leicht verwechselbare Wörter. Schlagen Sie die Bedeutungen in einem zweisprachigen Wörterbuch nach und bilden Sie je zwei Beispielsätze mit Hilfe eines einsprachigen Wörterbuches.
4. Bilden Sie mit Hilfe eines einsprachigen Wörterbuchs zwei Sätze mit dem englischen Wort für *Studium.*
5. In welchem Kontext können Sie im Englischen *the most* sagen?
6. *Alles, was* heißt im obigen Kontext *all that* wie auch beispielsweise *All is well that ends well.* Vorzugsweise folgt ein *that* (dt. *was*) nach *all, everything, nothing* und *much.* Nach *something* kann entweder *that* oder *which* folgen. Im informellen Stil wird in der Objektform eine Konstruktion ohne Relativpronomen vorgezogen: *Everything you say is wrong.*
7. *Machen* heißt im Englischen oft *make* (meist ziel- und produktorientiert) oder *do* (meist aktivitätsorientiert), aber auch *take* oder *go.* Meist entspricht dem deutschen *machen* das englische *do* wie beispielsweise *do homework/exercises. Ein Examen machen* heißt *take an exam, sit (for) an exam* (infml.) und auch *do an exam* (infml.). Welche anderen typischen Kollokationen gibt es mit *do, make, take* und *go*?

## Übungsphase 1

Übersetzen Sie ins Englische:

1. In letzter Zeit habe ich viel gearbeitet.
2. Vor kurzem hat mich meine Freundin besucht.
3. Wie kann man diese Phänomene erklären?
4. Viele Eltern schicken ihre Kinder auf das Gymnasium.
5. Die Blätter werden gelb.
6. Die Milch ist sauer geworden.
7. Sie will Ärztin werden.
8. Sie wurde sehr böse mit ihm.
9. Viele Studenten können nur studieren, wenn sie ein Stipendium erhalten.
10. Die Informationen in der Zeitung stimmten nicht.

## Übungsphase 2

Übersetzen Sie ins Englische:

1. Viele Schüler sind gut in Französisch.
2. Sie hat ihr Medizinstudium erfolgreich abgeschlossen.
3. Die meisten Leute können heutzutage lesen.
4. Ich glaube alles, was er gesagt hat.
5. Es ist nicht alles Gold, was glänzt.
6. Die Schüler machen ihre Abschlussprüfung immer im Sommer.
7. Sie ist besser in Physik als in Spanisch.
8. Mein Arbeitszimmer ist sehr klein.
9. Ich bin nicht überrascht, dass dein Studium darunter leidet.
10. Wird sich der Streik auf den Kohlepreis auswirken?

## Text 3

Der folgende Text kann, muss aber nicht, typische Fehler deutschsprachiger Lernender enthalten. Lesen Sie sich den Text durch und markieren Sie die Stellen, die Ihrer Meinung nach falsch sind.

### Violence on the Screen

On principal, it would of course be preferrable if people spent less time watching TV and playing computer games as they do. But faced with so a huge choice of TV programs and games, it is not surprising that viewing time has increased. One of the most disturbing developments is the increase in the sale of films and games containing a particular high proportion of violence.

Recent studies have shown that such games are especially harmful for children. A Canadian study found that playing violent games for long periods (three hours or more) can hold back the "moral maturity" of teenagers. The development of empathy, trust and concern for others is delayed or disturbed.

Children are known to learn from experience, social learning and role models. When they see violence on the screen, they don't remark that there's a difference between the life on the screen and the real life, and tend to copy what they see. A chemical change in the brain similar to post-traumatic stress disorder also seems to occur, so it is not surprising that sensible children have often nightmares.

The resultant lack of empathy in young people means that they are more likely to use aggressive strategies to solve problems and appear to be more fearful of social relationships. All of this can lead to sadistic behaviour. Children exposed to too much violence on the screen are more likely to be argumentative, more unwilling to cooperate and have a strong sense of entitlement.

We have reached a stadium where government comittees in many countries are considering what steps to undertake to tackle this problem. However, we must fear that with the widespread availability of such games there is no easy solution.

An obvious first step is to mobilize parents to exercise their responsibility by establishing house rules for TV viewing and keeping a close check on what their children are watching.

Haben Sie in dem Text Fehler gefunden? Zur Kontrolle bitte umblättern.

## Fehlerliste

Auf dieser Seite finden Sie die Liste der Fehler. Arbeiten Sie zunächst die Lern- und Übungsphasen durch und setzen Sie danach die korrekten Formen *im Sinnzusammenhang* in die dafür vorgesehenen Schreibräume unten ein.

1. * on principal: ______________________
2. * preferrable: ______________________
3. * less...as: ______________________
4. * so a huge choice: ______________________
5. (*) TV programs: ______________________
6. * particular high proportion: ______________________
7. * harmful for: ______________________
8. (*) they don't remark: ______________________
9. * the life on the screen/the real life: ______________________
10. (*) sensible children: ______________________
11. * have often nightmares: ______________________
12. (*) stadium: ______________________
13. * comittees: ______________________
14. * steps to undertake: ______________________
15. * we must fear: ______________________

## Lernphase 1

1. Schlagen Sie die Wörter *sensibel* und *Stadium* in einem zweisprachigen Wörterbuch nach.
2. Die korrekte Schreibung lautet *on principle*. Welche Hauptbedeutungen finden Sie in einem zweisprachigen Wörterbuch für das Wort *principal*?
3. Wann werden Endkonsonanten bei zweisilbigen Wörtern im Englischen verdoppelt? Sind die folgenden Wörter *prefers, prefer-*

*ring, preferred* und *preferable* richtig geschrieben? Wie werden diese Wörter ausgesprochen?

4. Komparativisches *als* wie in *weniger als, glücklicher als* und *mehr als* wird mit *than* übersetzt (*less than, happier than, more than*). Die Aussprache von *than* im Satz ist immer /ðən/.
5. *So* vor Adjektiven ist im Englischen *so*, vor Adjektiven+Substantiv *such (a)* oder *so...(a). Eine so große Auswahl* heißt also *such a big/large choice* oder *so big/large a choice*. Sofern der **unbestimmte Artikel** steht, wird dieser nachgestellt.
6. Wie erklären Sie die beiden unterschiedlichen Schreibungen *program* und *programme* im Englischen?
7. Wie übersetzen Sie die englischen Wörter *sensible* und *stadium* ins Deutsche?

## Lernphase 2

1. Merke: *sensible* ist n i c h t *sensibel*, *stadium* ist n i c h t *Stadium*.
2. Übersetzen Sie *schädlich für* und *Schritte unternehmen* ins Englische.
3. Bei der Konstruktion von Adverb+Adjektiv+Nomen kommt es oft zu Fehlern, da Adverbien im Deutschen nicht markiert sind. *Ein besonders großes Fenster* und *ein äußerst schwieriges Buch* sind im Englischen *a particularly big window* und *an extremely difficult book*.
4. Welche Übersetzungen finden Sie für das deutsche Wort *bemerken* in einem zweisprachigen Wörterbuch? Bilden Sie je zwei Sätze mit Hilfe eines einsprachigen Wörterbuches.
5. *Das Leben* heißt im Englischen *life*. Welche anderen Wörter haben im Gegensatz zum Deutschen keinen Artikel? Merken Sie sich die folgenden Konstruktionen in diesem Zusammenhang: *nature, beautiful nature* und *the nature of these animals* (= *die Natur, die schöne Natur* und *die Natur dieser Tiere*).
6. *Children often have nightmares*: Adverbien stehen im Englischen normalerweise nie zwischen dem Verb und Objekt. Beispiele sind *I always read books at night* und *I sometimes go to the opera*. Diese Konstruktion sollte nicht verwechselt werden mit der Konstruktion *be*+Adverb+Adjektiv wie in *I am always hungry* und *She is often cheerful*.
7. *Wir müssen befürchten, dass* heißt im idiomatischen Englischen *it is (to be) feared that* oder *we fear that*.

8. Wie unterscheidet sich das deutsche Wort *Komitee* vom entsprechenden englischen Wort? Wie werden im Englischen die Wörter *Kommando, Kommerz, Komödie* und *Adresse* geschrieben?

## Übungsphase 1

Übersetzen Sie ins Englische:

1. Aus Prinzip werde ich an dem Treffen nicht teilnehmen.
2. Wie heißt euer Schuldirektor?
3. Ein allmählicher Wandel ist einem plötzlichen Wandel vorzuziehen.
4. Ich ziehe es vor, nicht darüber nachzudenken.
5. In diesem Jahr werde ich weniger Geld verdienen als im vorigen Jahr.
6. Ich hatte eine so große Menschenmenge nicht erwartet.
7. Ein solch schönes Wetter ist selten in England.
8. Dieses Fernsehprogramm kann für Kinder schädlich sein.

## Übungsphase 2

Übersetzen Sie ins Englische:

1. Das alltägliche Leben kann oft langweilig sein.
2. Er hat oft seltsame Träume.
3. Sensible Menschen haben oft eine lebhafte Phnatasie.
4. Wir müssen befürchten, dass er in diesem Stadium scheitern könnte.
5. Das Fußballstadion war voller als sonst.
6. „Meine Schwester ist mir eine große Hilfe“, bemerkte er.
7. Es ist schwierig, mit diesem Komitee zu arbeiten.
8. Ich habe sie gestern nicht bemerkt.

## Text 4

Der folgende Text kann, muss aber nicht, typische Fehler deutschsprachiger Lernender enthalten. Lesen Sie sich den Text durch und markieren Sie die Stellen, die Ihrer Meinung nach falsch sind.

### The Open University

In 1971 an education experiment began in Milton Keynes in England which has since affected the life of thousands of people in England and throughout the world. This was the founding of the Open University, a distance-learning and research university. The aim of the Open University is to provide degree courses (including promotions) for anyone, regardless of previous qualifications. The university is based in Milton Keynes but has thirteen regional centers around the UK and is active world-wide. It devotes itself to teach using distance-learning methods including written and audio materials, the Internet offering a variety of excercises, disc-based software and TV programmes on DVD. (Course-based broadcasts produced by working close with the BBC ceased in 2006). Such material is in some ways superior than a lecture-room, allowing close-ups of experiments and providing glimpses of work in research centers which might not otherwise be available for students.

The personal contact between students and tutors is established in face-to-face tutorials, by telephone and/or in the Internet. Some modules have mandatory day schools but many do not. Students have also the opportunity to attend week-long summer schools and some modules are timed to take place during vacations at conventional universities to take advantage of their facilities. With this type of organization, the Open University needs a few buildings and facilities as it uses existing facilities in other universities.

The Open University has consequently adhered to the principle of offering study opportunities to people of all ages and walks of life. They range from people who left the school at sixteen to professional people working for further qualifications such as a BA, a MA or even a PhD. In the 2009-2010 academic year over 70% of students were in full-time or part-time employment. Over 50.000 students are being sponsored by their employers. The Open University also makes disabled people a priority group for the university.

In addition, the university actively engages in research. Its Planetary and Space Sciences Research Institute is particularly well-known to the public through its involvement in space missions. And now, after its fourtieth birthday, it is not surprising that the Open University qualifies as one of the world's largest universities.

Haben Sie in dem Text Fehler gefunden? Zur Kontrolle bitte umblättern.

## Fehlerliste

Auf dieser Seite finden Sie die Liste der Fehler. Arbeiten Sie zunächst die Lern- und Übungsphasen durch und setzen Sie danach die korrekten Formen *im Sinnzusammenhang* in die dafür vorgesehenen Schreibräume unten ein.

1. * an education experiment: ____________________
2. * the life of thousands of people: ____________________
3. (*) promotions: ____________________
4. (*) centers: ____________________
5. * devotes itself to teach: ____________________
6. * excercises: ____________________
7. * working close with the BBC: ____________________
8. * superior than: ____________________
9. (*) available for: ____________________
10. (*) the personal contact: ____________________
11. * in the Internet: ____________________
12. * Students have also the opportunity: ____________________
13. (*) a few buildings: ____________________
14. (*) consequently: ____________________
15. (*) who left the school: ____________________
16. * a MA: ____________________
17. * 50.000: ____________________
18. * fourtieth: ____________________
19. (*) birthday: ____________________

## Lernphase 1

1. Schlagen Sie folgende Vokabeln in einem zweisprachigen Wörterbuch nach: *Promotion* („Doktorwürde“) und *konsequent* (im Sinne von „beharrlich, folgerichtig, streng“ bzw. „hart“).
2. Im Deutschen werden Komposita sehr oft aus zwei Nomen (N + N) gebildet wie beispielsweise *Medizin + Student = Medizinstudent, Bildung + Reformen = Bildungsreformen, Musik + Instrument = Musikinstrument* und *Arbeiter + Klasse = Arbeiterklasse.* Im Englischen werden diese deutschen **Komposita** oft durch eine Konstruktion Adjektiv (rein oder partizipial) + Nomen wiedergegeben. Die obigen Beispiele sind also mit *medical student, educational reforms, musical instrument* und *working class* zu übersetzen.
3. Bei der Konkretisierung von **Abstrakta** wird im Englischen bei Mehrzahlbedeutung in der Regel auch die pluralische Form benutzt. Beispiele sind *Some people have very easy lives* und *What a lot of people have terrible coughs*!
4. Die amerikanische Schreibweise für BrE *centre* ist *center*. Geben Sie drei weitere typische Unterschiede zwischen der AmE und BrE Schreibweise an.
5. Welche verbale Konstruktion erfolgt nach *devote oneself to*? Bilden Sie zwei weitere Beispielsätze mit *devote*.
6. Die falsche Schreibung **excercises* kann auf einer falschen Analogie zu *excellence*, *except* oder *excess* basieren. Die korrekte Schreibung lautet *exercises*.
7. Das englische Wort *close* ist in dieser Form sowohl ein Adjektiv (*She is a close relative*) als auch ein unmarkiertes Adverb. Als unmarkiertes Adverb kann *close* aber nur im räumlichen Sinn von „nah“ verwendet werden wie z.B. in den Sätzen *Come close, The children followed close behind them* oder *They live quite close.* Ansonsten ist die Adverbform *closely.*
8. Normalerweise folgt nach einem **Komparativ** im Englischen ein *than* wie z.B. *better than, higher than* und *more beautiful than.* Nach *superior* und einigen anderen Komparativen lateinischen Ursprungs erfolgt ein *to*, es heißt also *superior to.* Listen Sie andere Beispiele auf.
9. Welche Präposition folgt *available* in dem Satz *Unsere fortgeschrittene Technologie ist allen Studenten zugänglich*?
10. *Der persönliche Kontakt* heißt im Englischen *personal contact.* Geben Sie eine Erklärung für die englische Konstruktion.

## Lernphase 2

1. Merke: *promotion* ist n i c h t *Promotion* im Sinne von „Doktorwürde“ und *consequent* ist n i c h t *konsequent* (im Sinne von „beharrlich, folgerichtig, streng, hart“). Welche Übersetzungsäquivalente finden Sie für *promotion* und *consequent(ly)*?
2. „Im Internet“ heißt im Englischen *on the internet*!
3. Geben Sie Regeln für die Stellung des Adverbs in den Sätzen *She is also intelligent* und *She also takes her car to school.*
4. Welcher Unterschied besteht zwischen *a few buildings* und *few buildings* bzw. *a few friends* und *few friends*?
5. Im BrE gibt es Regeln bei der Verwendung des **bestimmten Artikels** im Zusammenhang mit Gebäuden. Sind diese Regeln immer mit denen im AmE identisch? Welche Regeln und Ausnahmen finden sich im BrE?
6. Es muss *an MA* heißen wie es auch *an MP* heißt. Dagegen heißt es *a European* und *a union*. Welche Regeln gibt es für diese Fälle?
7. Die Setzung von Kommata und Punkten bei Ziffern unterscheidet sich im Deutschen und Englischen. Vergleiche die deutschen Schreibweisen *2150000,40 €, 2 150 000,40 €* oder *2.150.000,40* € mit der im Englischen üblichen Schreibweise £ *2,150,000.40*! Vergleiche auch die deutschen Schreibungen 0,5 und 1,75 mit den englischen 0.5 und 1.75 bei Dezimalzahlen.
8. Die korrekte Schreibung ist *fortieth*. Merke: *four*, *fourteen*, *forty*.
9. *Geburtstag* und *Jahrestag* („jährlicher Gedenktag, Jubiläum“) heißen im Englischen *birthday* und *anniversary*. Bilden Sie je drei Beispiele mit diesen Wörtern unter Zuhilfenahme eines einsprachigen Wörterbuches.

## Übungsphase 1

Übersetzen Sie ins Englische:

1. Der Reichtum einer Nation hängt oft von ihrem Bildungsniveau ab.
2. In dieser Region ist das Leben vieler Menschen durch die Luftverschmutzung gefährdet.
3. Es war auch sein Hochzeitstag.
4. Sie erhielt eine Menge Karten zu ihrem 18. Geburtstag.
5. Nachdem die Feiern zum 40. Jahrestag des Staates stattgefunden hatten, fegte eine friedvolle Revolution durch das Land.

6. In der Chemie ist die Promotion die Voraussetzung für eine erfolgreiche Karriere.
7. Sie nahm an einem Spanischkurs teil, um ihre Aufstiegschancen zu verbessern.
8. Ich glaube, dass du konsequent (beharrlich) sein musst, wenn du ein bestimmtes Ziel erreichen willst.
9. Er ist ein konsequenter Verfechter einer Strafgesetzreform.
10. Wir werden konsequent durchgreifen.
11. Sie hat ihr Leben der Hilfe von Blinden gewidmet.
12. In dieser Firma gibt es gute Beförderungsmöglichkeiten.
13. Die Bank lieh ihm kein Geld. Folglich ging er pleite.

## Übungsphase 2

Übersetzen Sie ins Englische:

1. Komm nicht zu nah!
2. Sie untersuchte die Fotos sehr genau.
3. Der Computer ist dem Buch weit überlegen.
4. Wo ist die Stadtmitte?
5. Wir wollen unsere Produkte für einen größeren Markt verfügbar machen.
6. Sehen Sie sich die Übung 18 in Ihrem Buch an.
7. Ich kann die Adresse auf diesem Briefumschlag nicht lesen.
8. An jenem Punkt war der Radiokontakt abgebrochen.
9. In dieser Firma ist der persönliche Kontakt sehr wichtig.
10. An dieser Universität kann jeder Student einen B.A. und M.A. in Geschichte machen.
11. Die Stadt hat auch einige alte Gebäude.
12. Nur wenige Gebäude wurden im Krieg zerstört.
13. Ich hasste die Schule.

## Text 5

Der folgende Text kann, muss aber nicht, typische Fehler deutschsprachiger Lernender enthalten. Lesen Sie sich den Text durch und markieren Sie die Stellen, die Ihrer Meinung nach falsch sind.

### Climate Engineering

In these days, the "greenhouse gas effect", which is a result of the discharge of gases from many and varied processes and which is causing the earth's temperature to raise, is a familiar phenomenon. This raise in temperature, in its turn, is causing climate change of which one alarming example is the loss of ice from the planet's two largest ice sheets in Greenland and Antarctica. This has recently been measured by CryoSat 2, the European probe launched by the European Space Agency in 2010.

One approach to combating climate change under discussion is climate engineering. The first Climate Engineering Congress took place in Berlin in 2014. Climate engineering involves deliberately and comprehensively changing the world's climate by technological means.

One of these technologies would involve releasing particles of sulphur into the stratosphere to reflect sunlight back into the space. Another technology would aim to remove carbon dioxide from the atmosphere by means of widespread reforestation and storing the carbon dioxide underground.

Some years ago, a Swiss scientist used his fantasy to come up with another plan to reflect sunlight back into the space by placing a series of mirrors in a special orbit casting a shade over part of the earth. His theory is, that the mirrors would reduce the amount of incoming sunshine by about 3.5 per cent. He claims that the technology would cost the equivalent of the world's annual military expenditure, about four hundred billion English pounds. And even using the latest lightweight materials, it is estimated, that it would last twenty years to build the mirrors. A lot of experts are sceptic about such technologies. However, they may finally be the drastic measures which one day will be required to save the planet.

Haben Sie in dem Text Fehler gefunden? Zur Kontrolle bitte umblättern.

## Fehlerliste

Auf dieser Seite finden Sie die Liste der Fehler. Arbeiten Sie zunächst die Lern- und Übungsphasen durch und setzen Sie danach die korrekten Formen *im Sinnzusammenhang* in die dafür vorgesehenen Schreibräume unten ein.

1. ? in these days: ______________________________
2. (*) to raise/This raise: ______________________________
3. * used his fantasy: ______________________________
4. (*) the space: ______________________________
5. * casting a shade over: ______________________________
6. * His theory is, that/it is estimated, that: ______________
7. * four hundred billion English pounds: ______________
8. (*) it would last twenty years: ______________________
9. * are sceptic: ______________________________
10. (*) finally: ______________________________

## Lernphase 1

1. *Heutzutage, in diesen Tagen* heißt im Englischen *these days*, dagegen wird *damals, in jenen Tagen* mit *in those days* übersetzt. Merke: Vereinzelt ist auch schon die Konstruktion *in these days* ohne *of*-Ergänzung zu finden!
2. Zu einigen **intransitiven Verben** gibt es identische oder verwandte **kausativ-transitive Verben** wie beispielsweise *fly – fly* oder *work – work* und *rise – raise*, *lie – lay* oder *fall – fell*. Bilden Sie für jedes Paar zwei Beispielsätze.
3. Schlagen Sie das Wort *Phantasie* in einem zweisprachigen Wörterbuch nach und bilden Sie mit den gefundenen Übersetzungen je zwei Sätze.
4. *Space* im Sinne von *Weltraum* steht im Englischen ohne Artikel. *The space* wird häufig in der Bedeutung *Zwischenraum* benutzt.
5. *Schatten* kann im Englischen sowohl *shade* als auch *shadow* heißen. Welche Bedeutungsunterschiede gibt es und in welchem Kontext kann das jeweilige englische Wort benutzt werden?

6. Vor *that* (= dass) steht im Englischen n i e ein Komma!

## Lernphase 2

1. *Einhundert englische Pfund* sind im Englischen entweder einfach *a hundred pounds*, *a hundred pounds sterling* oder *a hundred quid* (infml.).
2. *Dauern* bzw. *andauern* kann im Englischen mit *last* oder *take* übersetzt werden. Erklären Sie den Bedeutungsunterschied und bilden Sie mit Hilfe eines einsprachigen Wörterbuchs je zwei Beispielsätze.
3. Was heißt *it would last twenty years* auf Deutsch?
4. *Skeptisch* heißt im Englischen *sceptical* (AmE meist *skeptical*). Es gibt aber auch die Form *sceptic* (AmE meist *skeptic*). Was bedeutet die letztere Form?
5. Neben dem Wort *sceptic* existiert auch das Wort *septic*. Welcher Bedeutungsunterschied liegt vor und wie unterscheiden sich beide Wörter in der Aussprache?
6. In deutsch-englischen Wörterbüchern finden Sie unter der Eintragung für *schließlich* u.a. *eventually, finally, in the end, at last* und *after all*. Erklären Sie die Bedeutungsunterschiede und bilden Sie je zwei Beispielsätze.

## Übungsphase 1

Übersetzen Sie ins Englische:

1. Heutzutage essen die Leute nicht soviel Fleisch wie früher.
2. Die Sonne geht im Osten auf.
3. Sie hob ihre Hand hoch.
4. Er lebt in einer Phantasiewelt.
5. Sie hat eine lebhafte Phantasie.
6. Mir ist es zu heiß in der Sonne. Gehen wir in den Schatten.
7. Als es dunkel wurde, wurden die Schatten länger.
8. Der Platz zwischen den beiden Autos war zu eng.
9. Der Satellit befand sich seit zwei Jahren im Weltraum.

## Übungsphase 2

Übersetzen Sie ins Englische:

1. Sie sagte, dass sie früh kommen würde.
2. Ist es wahr, dass du heiratest?
3. Es dauert vierzig Stunden, um dieses Auto zu bauen.
4. Seine schlechte Laune wird nicht andauern.
5. Alle meinen, dass unsere Mannschaft gewinnt, aber ich bin skeptisch.
6. Der Skeptiker wird gegen diesen Plan argumentieren.
7. Ich weiß, dass er die Arbeit nicht beendet hat, aber schließlich ist er sehr beschäftigt.
8. Das Pfund ist gegenüber dem Dollar gestiegen.

## Text 6

Der folgende Text kann, muss aber nicht, typische Fehler deutschsprachiger Lernender enthalten. Lesen Sie sich den Text durch und markieren Sie die Stellen, die Ihrer Meinung nach falsch sind.

### Modern Museums

Traditional museums whose objects are displayed in glass cases seem, to some extent, to have lost their appeal and can no longer fulfill the expectations of today's public. It is apparent that less people are visiting the traditional type of museum. These days, the public wants to have "an experience" at the museum. This idea is not as new as one might think. It was Francis Bacon who paved the way for the modern museum, by advocating the use of things rather than words for teaching children. In the UK, the national curriculum for schools is right up to date in this respect by stressing the idea that everybody should have their own direct experience of objects and situations. It claims that "the rough feel of woven cloth, the smell of the stable or the taste of food smoked over an open fire can evoke images stronger than written or verbal explanations would ever do."

Consequently, new museums look different to the old ones and will hopefully attract more visitors. In modern museums, the choice of experience the visitor can participate in ranges from the Fire of London, a Victorian sewer, a return to the womb or a television news production to an earthquake. One can well imagine how he or she will feel in York when riding round the reconstructed streets of a Viking city, smelling herring and listening to Icelandic. Similarly, the Crusades Experience in Winchester, the Tales of Robin Hood in Nottingham and the Smugglers' Adventures in Hastings have followed in York's footsteps. A recent experience to become available to visitors is a voyage around the human body in the Millennium Dome at Greenwich.

The most sophisticated imitator is the Imperial War Museum in London. The IWM's Blitz Experience re-creates a London air-raid shelter under attack and is extremely realistic – the message is certainly conveyed loud and clear. The museum's WW1 (World War I) Centenary Exhibition uses contemporary narratives, personal stories and a multi-sensory interactive experience of the war and of the scale on which it was fought. This exhibition is touring the world in 2015.

This trend to more realism has its supporters and critics. Supporters claim that it keeps museums up to date with both subject matter and technology. Such displays are also easier for non-specialists to understand due to their down-to-earth presentation. Critics argue that such experiences pander to a passive TV generation and do not encourage the use of one's imagination. Some museums will no doubt follow this trend, others will refuse to even consider any changes and yet others simply do not need to follow this trend. As a spokesperson for the Tower of London explained: "Change? No way! We have the authentic article. We are not into replications."

Haben Sie in dem Text Fehler gefunden? Zur Kontrolle bitte umblättern.

## Fehlerliste

Der Text enthält k e i n e Fehler. Lesen Sie sich die Anmerkungen zu den einzelnen *items* durch.

1. museums whose objects
2. fulfill
3. today's public
4. less people are visiting
5. not as new as
6. everybody should have their own direct experience
7. verbal explanations
8. different to
9. will hopefully attract
10. one can well imagine how he or she will feel
11. York's footsteps
12. Museum's new Blitz Experience
13. conveyed loud and clear
14. easier to understand due to their presentation
15. refuse to even consider
16. do not need follow
17. a spokesperson
18. no way

## Lernphase 1

1. Das **Relativpronomen** *whose* kann sowohl bei Personen als auch bei Sachen stehen, daher ist *museums whose objects* korrekt: "... *whose* – unlike *who* and *whom* – can have personal reference... and also nonpersonal reference...(*CGEL*, 366)."
2. Die Schreibweisen *fulfil* und *fulfill* (manchmal mit dem Zusatz AmE) stehen gleichberechtigt nebeneinander. Aufgrund von Analogie (*fill, fulfilling*) setzt sich die letztere Schreibung immer mehr durch.
3. Die Form *today's public* ist korrekt: "The genitive is further used with certain kinds of inanimate nouns...TEMPORAL NOUNS, *eg*: *the decade's* events, *this year's* sales, *a day's* work, *today's* paper...(*CGEL*, 324)."
4. Bereits im Altenglischen konnte die Form *læs* mit dem Plural benutzt werden. Dieser Gebrauch verschwand im Laufe der Zeit, er setzt sich aber heutzutage wieder verstärkt durch: "There is a

tendency to use *less* (instead of *fewer*) and *least* (instead of *fewest*) also with count nouns...(*CGEL*, 263)."

5. In Analogie zu *as...as* hat sich die Form *not as...as* heutzutage gegenüber der alten Form *not so...as* als die gebräuchliche durchgesetzt. Beide Formen sind korrekt.
6. Neben der neueren Form *everybody should have their own direct experience* finden sich im modernen Englisch auch weitere (korrekte) Formen wie die traditionelle Form *everybody should have his own experience* und eine weitere neue Form *everybody should have his or her own direct experience*: "Difficulties of usage arise, however, because English has no sex-neutral 3rd person singular pronoun. Consequently the plural pronoun *they* is often used informally in defiance of strict number concord, in coreference with the indefinite pronouns *everyone, everybody; someone, somebody; anyone, anybody; no one, nobody*...The use of the plural is also a means of avoiding the...device of coordinating masculine and feminine...(*CGEL*, 342)."
7. In den modernen englischen Wörterbüchern wird neben der traditionell als korrekt akzeptierten Form *oral explanations* auch *verbal explanations* aufgeführt.
8. Nach *different* können folgende Präpositionen stehen, die alle korrekt sind: *different from, different to* und *different than* (besonders AmE). Bilden Sie je einen Beispielsatz.
9. Der Gebrauch von *hopefully* als **Satzadverb** (**disjunct**) setzt sich immer mehr im Englischen durch. Moderne englisch-englische Wörterbücher ab ca. 1980 bemerken dazu, dass dieser Gebrauch weithin akzeptiert ist (vgl. *Oxford Advanced Learner's Dictionary*, 1989: "...its use...is now widely accepted.")

## Lernphase 2

1. Bei dem Satz *one can well imagine how he or she will feel* liegt eine ähnliche Entwicklung wie bei dem Satz *everybody should have his/her or their own direct experience* vor (s. Lernphase 1, Nummer 6). Die Entwicklung geht von der Folge *the visitor...he* hin zu *the visitor...he or she*, wenn dies gewünscht wird oder wünschenswert erscheint. Ansonsten wird heutzutage eine pluralische Konstruktion bevorzugt (*the visitors...they*).
2. Die Formen *York's footsteps* und *Museum's new Blitz Experience* sind korrekt: "The genitive is further used with certain kinds of inanimate nouns...GEOGRAPHICAL NAMES..., *eg*: conti-

nents...countries...states...cities and towns: *Hollywood's* studios, *London's* water supplies...'LOCATIVE NOUNS'..., *eg*: *the earth's* interior, *the world's* economy...*the Club's* pianist...*the hotel's* entrance...(*CGEL*, 324)."

3. Neben der markierten Adverbform mit *-ly* bei *loud and clear* gibt es im Standardenglischen auch die unmarkierten Adverbformen: "...*speak loud and clear* is fully acceptable in standard English (*CGEL*, 406)." Die im Text stehende Form ist in Analogie zu *speak loud and clear* zu verstehen und ebenfalls korrekt.
4. Die Form *due (to)* ist ursprünglich eine Adjektivform und wurde dementsprechend zunächst nur mit *be* konstruiert. Wegen der semantischen Nähe zu *because of* und *owing to* kommt es bei *due to* zu einer Funktionserweiterung, so dass Sätze wie *He arrived late due to the storm* von vielen gebildeten Sprechern als korrekt angesehen wird: "*Due to* is generally accepted as a complex preposition synonymous with *owing to* (*CGEL*, 1123)."
5. Die starre „Regel", die den sog. **split infintive** absolut verdammt, existiert im modernen Englisch nicht mehr. Oft wird aus Gründen der rhythmischen Eleganz und der Disambiguierung der **split infinitive** sogar vorgezogen. Der Satz *refuse to even consider* ist korrekt.
6. In dem Satz *do not need follow* wird erwartet, dass nach der *do*-Paraphrase die Form *to follow* folgt. Dennoch ist der obige Satz akzeptabel, da nach *dare* und *need* sogenante Kontaminationen möglich sind: "Blends between the auxiliary construction and the main verb construction occur and seem to be widely acceptable... (*CGEL*, 138)."
7. Die moderne Form *spokesperson* versucht, eventuellen sexistischen Vorurteilen zu begegnen, und kann die Form *spokesman* oder auch *spokeswoman* ersetzen. Vor allem in offiziellen und formellen Kontexten wird die Form mit *-person* oft vorgezogen. So wird z.B. aus *one man, one vote* heutzutage *one person, one vote*.
8. Der emotionell gefärbte Ausdruck *no way* ist im informellen Bereich völlig korrekt und wird wegen seiner Kürze dort immer häufiger verwendet.

Text 6 kann aufgrund der obigen Ausführungen als völlig korrekt angesehen werden. Nur wenn ein formelles, geschriebenes Englisch gefordert ist, sind einige *items* stilistisch unangebracht (*inappropriate*), nicht aber inkorrekt (*unacceptable*).

Übersetzen Sie die folgenden Sätze ins Englische. Verwenden Sie formelle und informelle Formen, gebräuchliche und weniger gebräuchliche Formen, Varianten sowie BrE und AmE, soweit dies möglich ist.

## Übungsphase 1

1. Es ist das Haus, dessen Dach beschädigt ist.
2. Eine Krankenschwester hat viele Aufgaben zu erfüllen.
3. Die heutige Öffentlichkeit interessiert sich nicht für diese Frage.
4. Sie haben dieses Mal weniger Fehler als das letzte Mal gemacht.
5. Jane ist nicht so groß wie Margaret.
6. Jeder glaubt, er habe ein Recht zu bleiben.
7. Ich werde meine Ansichten den Mitgliedern des Komitees mündlich mitteilen.
8. Mary und Joan sind voneinander ziemlich verschieden.
9. Die Studenten und Studentinnen dieses Proseminars werden hoffentlich den Abschlusstest bestehen.
10. Manch ein Student erkennt nicht, dass er für Prüfungen hart arbeiten muss. Manch ein/e Student/in erkennt nicht, dass er oder sie für Prüfungen hart arbeiten muss.

## Übungsphase 2

1. Berlins berühmteste Baudenkmäler liegen in der Mitte der Stadt.
2. Die Schätze des Museums können zum ersten Mal besichtigt werden.
3. Sie sprach laut und deutlich.
4. Wegen des Schnees verpassten sie die Fähre.
5. Ich will schnell zu Boots fahren, um mein Rezept abzuholen.
6. Ich wage nicht zu widersprechen.
7. Sie brauchen ihre Ratschläge nicht zu befolgen.
8. Der Sprecher/die Sprecherin der Gruppe war äußerst intelligent.
9. Auf keinen Fall will ich Ihr Angebot annehmen.

## Text 7

Markieren Sie die Stellen, die Ihrer Meinung nach falsch sind.

### Traffic Jams – a Thing of the Past?

Los Angeles boasts of the three busiest roads of the world and consequently the worst traffic jams. Its reputation for being an absolute nightmare for drivers is well-deserved, since up to 64 hours per year are lost due to traffic jams. Planners reckon that the number of daily car journeys will rise continuously, and the average speed on freeways will be halfed.

There are many possible solutions for this problem. The car lobby would like money to be spent for new roads. Rail enthusiasts are pinning their hope on a projected new light railway. But the most promising solutions rely on new technique – research is being done in three main fields.

Firstly, streets are being equiped with magnetic road sensors at every intersection, which monitor traffic flow and are linked to a central computer. These sensors can send real-time updates about the traffic flow and make second-by-second adjustments. The traffic lights are then instantly adjusted with the goal of not just reducing drive time, but cutting down on pollution as well. A second system aims at placing computers in cars, giving drivers up to the minute advices on road conditions ahead (for example accidents or jams), thus enabling them to take alternative routes. Cars could also be fitted with radar which relays signals to a computer situated in the car and prevents collisions by automatically breaking the car. Eventually, one of the safety measures might include a device whereby drivers who have had a couple of drinks too much will automatically be prevented to drive their cars.

The overall aim is to automate driving – similar to the way modern aeroplanes function – taking much of the control of driving out of the driver's hand. Fully automated driving implies that any person sitting in the driver's seat has transferred all real-time driving functions to the vehicle automation system.

With all these ambitious plans, a further problem may of course be providing parking spaces for all the extra cars which the new systems allow to use the city streets!

Haben Sie in dem Text Fehler gefunden? Zur Kontrolle bitte umblättern.

## Fehlerliste

Auf dieser Seite finden Sie die Liste der Fehler. Arbeiten Sie zunächst die Lern- und Übungsphasen durch und setzen Sie danach die korrekten Formen *im Sinnzusammenhang* in die dafür vorgesehenen Schreibräume unten ein.

1. (*) boasts of the three busiest roads: ______________________
2. * busiest roads of the world: ______________________
3. * will be halfed: ______________________
4. * solutions for this problem: ______________________
5. * be spent for: ______________________
6. * enthusiasts are pinning their hope: ______________________
7. (*) new technique: ______________________
8. * being equiped: ______________________
9. * advices: ______________________
10. (*) breaking the car: ______________________
11. * a couple of drinks too much: ______________________
12. * prevented to drive: ______________________
13. (*) out of the driver's hand: ______________________

## Lernphase 1

1. Schlagen Sie das Wort *Technik* in einem zweisprachigen Wörterbuch nach und bilden Sie mit den Übersetzungsäquivalenten je zwei Beispielsätze.
2. In Wörterbüchern finden Sie für das Verb *boast* sowohl die Konstruktion *boast sth.* als auch *boast of/about*. Erklären Sie den Unterschied.
3. Im Englischen gibt es verschiedene Kollokationen mit *world*. Nennen Sie vier häufige Verbindungen. Welche Regel finden Sie für die Konstruktion *in the world*?
4. Wie bei der Pluralbildung einiger Substantive ein finales *-f* zu *-v(es)* wird (vgl. *life – lives, shelf – shelves, half – halves*), so

schreibt man hier die entsprechende Verbformen ebenfalls mit *-v* (*halve, halving, halved*). Es existieren aber auch die Verbformen *knife sb.* und *leaf through a magazine.*

5. Präpositionsfehler sind sehr häufig bei Lernenden anzutreffen. So werden immer wieder Fehler bei der Übersetzung der Präposition *für* gemacht. Wie heißen im Englischen *typisch für, charakteristisch für, gelten für* und *ausgeben für* sowie *Lösung für, Symbol für, Beispiel für, Zeichen für, Grund für* und *Beweis für*?
6. Als idiomatischer/metaphorischer Ausdruck heißt es *pin one's hopes on.* In diesem Falle muss also der Plural stehen. Allerdings gibt es auch gegenteilige Beispiele (s. *CGEL*, 768).

## Lernphase 2

1. Welche Schreibregel gibt es für einfache, betonte Endkonsonanten bei vokalisch anlautenden Endungen? Gibt es Ausnahmen zu dieser Regel? Bilden Sie die Vergangenheitsform von *prefer, regret, develop, travel, worship* und *panic.*
2. *Ratschlag* bzw. *Rat* und *Ratschläge* heißt im Englischen *advice.* Wie übersetzt man *ein Ratschlag, wie man etwas macht*?
3. Erläutern Sie den Unterschied zwischen *brake the car* und *break the car*?
4. Im Englischen ist man bei der Verwendung von *zuviel* genauer als im Deutschen, man übersetzt *zuviel* entweder mit *too much* oder mit *too many.* Im obigen Satz muss es *too many* heißen. Finden Sie zwei weitere Sätze, in denen *zuviel* mit *too many* übersetzt wird.
5. *Jn. daran hindern, etwas zu tun* wird im Englischen mit *prevent sb. (from) doing sth.* übersetzt. Dabei gehört die Konstruktion ohne *from* eher dem informellen Stil an. Bilden Sie mit der englischen Form *prevent sb. (from) doing sth.* zwei Sätze.
6. Erklären Sie den Unterschied zwischen *out of the driver's hand* und *out of the driver's hands.* Welche Konstruktion ist im Kontext von Text 7 vorzuziehen?

## Übungsphase 1

Übersetzen Sie ins Englische:

1. Unsere Straße kann sich rühmen, die ältesten Häuser der Stadt zu haben.
2. Er prahlt aber auch immer mit seinen Kindern.
3. Sie ist die reichste Frau der Welt.
4. Wir brauchen jetzt die Hälfte der Zeit, um ein Auto zusammenzubauen.
5. Es gibt keine einfachen Lösungen für das Problem der Arbeitslosigkeit.
6. Wofür hast du das Geld ausgegeben?
7. Sie setzten ihre Hoffnung auf die neue Regierung.
8. Wenn Sie malen lernen wollen, schlage ich vor, dass Sie Turners Technik studieren.
9. Diese Druckerfabrik verwendet die modernste Technik.

## Übungsphase 2

Übersetzen Sie ins Englische:

1. Das ist eines der gut ausgestatteten Krankenhäuser.
2. Kann ich Ihnen einen Ratschlag geben?
3. Sie wollen Ratschläge, wie sie die Situation meistern können.
4. Seien Sie vorsichtig beim Bremsen! Sie könnten den Motor abwürgen.
5. Vater zum Sohn: „Mach das Auto nicht kaputt!“
6. Er hatte ein Glas zuviel getrunken.
7. Sie wurden daran gehindert, auf der Straße zu demonstrieren.
8. Sie nahm das Kind bei der Hand.
9. Die Liebhaber standen händehaltend vor dem Geschäft.

## Text 8

Der folgende Text kann, muss aber nicht, typische Fehler deutschsprachiger Lernender enthalten. Lesen Sie sich den Text durch und markieren Sie die Stellen, die Ihrer Meinung nach falsch sind.

### What a Weather!

Humans first set foot on Britain more than half a million years ago. The surprising fact is that ancient Britons appear to have stayed on only when the weather was inclement. Britons apparently clung to their shores just so that they could go on to complain about the weather! Archaeologists have remarked that when the climate became warm and food in the form of bison and mammoth roamed the land, ancient Britons seem to have vanished as evidenced by a stark lack of remains from these times.

The climate has regularly swung between periods of very hot and cold weather, from ice ages to heatwaves. In between these extremes, the country was covered with tundra and wet mists. We would find this rather inhospitable as we are currently going through a warm period and are used to live in much better conditions. We also learn of archaeologists that Britain was nevertheless inhabitable with its tundra and mist and that ancient Britons seem to have thrived on it, since nearly all ancient sites in Britain date from these cool periods. Obviously, such a weather represented no threat for ancient Britons. For example, a huge mammoth graveyard uncovered near Ipswich indicates a spot where dozens animals died. Bearing in mind that mammoths roamed the land in warm conditions, they should have provided food for scavenging humans, but flints – the only sure proof for ancient humans' presence – are totally missing. In as far as our information about this period is correct, there is strong reason to believe that there were simply no humans around to take advantage from this opportunity.

Various explanations, the most of them not very satisfactory, have been put forward, but the only certain conclusion is that ancient Britons appear to have had a strange urge to hang about in the cold and rain.

Haben Sie in dem Text Fehler gefunden? Zur Kontrolle bitte umblättern.

## Fehlerliste

Auf dieser Seite finden Sie die Liste der Fehler. Arbeiten Sie zunächst die Lern- und Übungsphasen durch und setzen Sie danach die korrekten Formen *im Sinnzusammenhang* in die dafür vorgesehenen Schreibräume unten ein.

1. * what a weather/such a weather: ______________________
2. (*) set foot on: ______________________
3. (*) go on to complain: ______________________
4. (*) have remarked: ______________________
5. * are used to live: ______________________
6. (*) learn of archaeologists: ______________________
7. * threat for ancient Britons: ______________________
8. * dozens animals: ______________________
9. (*) proof for: ______________________
10. * take advantage from: ______________________
11. * the most of them: ______________________

## Lernphase 1

1. Das englische Wort *weather* kann nicht mit dem **unbestimmten Artikel** gebraucht werden. Man sagt also *What beautiful weather!* Andererseits kann es aber im Plural stehen: "...some nouns, like *weather*, are neither count (**a weather*) nor noncount (**a lot of weather*), but these nouns share features belonging to both classes. Noncount noun features include the premodified structures *a lot of good weather*, *some bad weather*, *what lovely weather*. On the other hand, count noun features include the plural *go out in all weathers*, *in the worst of weathers* (*CGEL*, 252)."
2. Man sagt *set foot on British soil* und *set foot in Britain*. Suchen Sie in einem einsprachigen Wörterbuch oder einem linguistischen Corpus nach zwei weiteren Satzbeispielen.
3. Vergleichen Sie die beiden Sätze *The guest became very angry and went on to complain at length about the hotel* und *The guest*

*became very angry and went on complaining for hours about the food in the hotel.* Wie erklären Sie den Unterschied der Konstruktion nach *went on*?
4. Das deutsche Wort *bemerken* kann u.a. mit *remark, notice, realize* übersetzt werden. Wie unterscheiden sich die drei Wörter (vgl. Text 3, Lernphase 2 im Lösungsteil)?
5. Wie werden *they used to, they are used to* und *they get used to* konstruiert und welche Bedeutungsunterschiede liegen vor? Bilden Sie je einen Beispielsatz.
6. Wie übersetzen Sie *learn of/about* und *learn from* ins Deutsche? Bilden Sie je zwei Beispielsätze.

## Lernphase 2

1. Sie finden sowohl *threat of* als auch *threat to* im Englischen. Erklären Sie den Unterschied und bilden je zwei Beispielsätze.
2. Merke: *dozens of glasses, hundreds of spectators, thousands of people* und *millions of inhabitants.*
3. Welche Bedeutungen hat *proof*? Was heißt *Beweis(e) für* im Englischen?
4. Wie übersetzen Sie *etwas ausnutzen* ins Englische? Bilden Sie zwei Beispielsätze.
5. Der deutschen Konstruktion *die meisten* + Nomen entspricht im Englischen *most* + Nomen. In diesem Fall steht im Englischen kein **bestimmter Artikel** (vgl. Text 2, Lernphase 2)!

## Übungsphase 1

Übersetzen Sie ins Englische:

1. Was für ein scheußliches Wetter!
2. Sie waren die ersten, welche die Insel betraten.
3. Sie waren die ersten, welche aus der Türe traten.
4. Sie waren die ersten Europäer, die Amerika betraten.
5. Trotz der guten Wirtschaftslage beklagten sie sich weiterhin.
6. Sie unterbrach ihre Rede und fuhr dann fort, sich über die Wirtschaftslage zu beklagen (= und dann/danach beklagte sie sich über die Wirtschaftslage).
7. „Eine gute Idee", bemerkte sie.
8. Sie bemerkte, dass sie ihre Schlüssel vergessen hatte.

9. Wir wohnten früher in London.
10. Sie sind es gewohnt, Gäste zu haben.
11. Wir gewöhnen uns daran, Gäste zu haben.

## Übungsphase 2

Übersetzen Sie ins Englische:

1. Er scheint nie aus seinen Fehlern zu lernen.
2. Wir erfuhren von der Ernennung unserer Tochter auf dem Weg nach Paris.
3. Die Luftverschmutzung ist eine Bedrohung für die ganze Menschheit.
4. Es drohte zu regnen.
5. Es gab Dutzende Versuche, die Schule zu reformieren.
6. Haben Sie einen Beweis für seine Schuld?
7. Ich habe gestern die Korrekturfahnen erhalten.
8. Sie sollten das schöne Wetter ausnutzen.
9. Die meisten Leute nehmen ihren Urlaub im Sommer.

## Text 9

Der folgende Text kann, muss aber nicht, typische Fehler deutschsprachiger Lernender enthalten. Lesen Sie sich den Text durch und markieren Sie die Stellen, die Ihrer Meinung nach falsch sind.

### Letter to a Friend

...So, after sitting my A levels, I decided to study at London University – you know I always wanted to be a teacher – my life's aim and all that! Well, the first week in London was quite awful. I caught a cold straight after I arrived. Fortunately, it wasn't flu, but I still went to the chemist for some medicine and thought I better stay in bed for a while. But I soon got over it and got around to exploring. I found my way around the university buildings, found out about the lecture rooms, and had a good look at the students' union. They certainly provide everything you need, including banking facilities, so I opened an account at Barclays.

When I had a bit of time, I went shopping – even went to Harrods. Of course, fashionwise there was a lot of choice, but Harrods were just too expensive.

Anyway, I got through the first year and was dreading the exams, but I had to face them now. Everybody has their off days which always seem to fall on exam days! But the ordeal was soon over and the results were published three weeks later. Very nervous, everybody rushed to the main building to see how they had done. I tried to find my name and it took me a half hour to realise I was looking at the wrong list! But in the end, I found my name and went home happy and relieved, looking forward to a four weeks holiday.

I know you haven't quite decided what you want to do yet, but if I was you I'd take the plunge and apply for university – you could do worse!

Haben Sie in dem Text Fehler gefunden? Zur Kontrolle bitte umblättern.

## Fehlerliste

Der Text enthält k e i n e Fehler. Lesen Sie sich die Anmerkungen zu den einzelnen *items* durch.

1. my life's aim
2. after I arrived
3. it wasn't
4. it wasn't flu
5. went to the chemist
6. I better stay
7. at Barclays
8. Harrods
9. fashionwise
10. Harrods were
11. I had to face them now
12. off days
13. very nervous, everybody rushed
14. a half hour
15. went home happy
16. a four weeks vacation
17. if I was you

## Lernphase 1

1. Neben *my aim in life* ist *my life's aim* auch möglich: "The genitive is further used with certain kinds of inanimate nouns... NOUNS 'OF SPECIAL RELEVANCE TO HUMAN ACTIVITY', *eg*: *the brain's* total weight, *the mind's* development, *the body's* needs, *my life's* aim...(*CGEL*, 324)."
2. Neben *after I had arrived* kann auch die Form *after I arrived* benutzt werden: "In some cases, particularly in a clause introduced by *after*, the two constructions can be more or less interchangeable...(*CGEL*, 196)."
3. Die Formen *it was not* und *it wasn't* sind beide korrekt: "Contractions are phonologically reduced or simplified forms which are institutionalized in both speech and writing....the contraction is favoured in informal style (*CGEL*, 123)."
4. Beide Formen, *the flu* und *flu*, sind gebräuchlich: "The zero article is normally used for illnesses, *eg*: *anaemia, appendicitis, diabetes, influenza, pneumonia*. But *the* is often used, in a more

traditional style of speech, for some well-known infectious diseases: (*the*) *flu*, (*the*) *measles*, (*the*) *mumps*, (*the*) *chicken pox*... (*CGEL*, 279)."

5. Die traditionelle Form ist *went to the chemist's*, während die neuere Form *went to the chemist* ist: "The 'local genitive' is used...(iii) For places where business is conducted: *the barber's, the hairdresser's...the chemist's*...The '-*s* is often dropped: at/to *the chemist*...(*CGEL*, 330)." In Großbritannien setzt sich für das polyseme englische Wort *chemist* (1. Chemiker/in 2. Apotheker/in) das im AmE übliche Wort *pharmacist* für Apotheker/in immer mehr durch.
6. Neben der Form *I had better stay* existiert auch die Form *I better stay*: "In informal speech, the first word of ...*had better* is often completely elided...This reduction is represented in very informal written style...by the omission of...'d...(*CGEL*, 142)."
7. *At Barclays, to Harrods* und *Harrods were* werden im modernen Englisch als korrekt akzeptiert: "With large businesses, their complexity and in some sense plurality causes reinterpretation of the -*s* ending as a plural rather than genitive inflection (*Barclays, Harrods, Selfridges, Woolworths*). The genitive meaning – if it survives – is expressed by moving the apostrophe: *at Macys*'. This uncertainty over the status of the -*s* ending is matched by a vacillation in concord, reflecting the conflict between plurality and the idea of a business as a collective unit: *Harrods is/are* very good for clothes (*CGEL*, 330)."

## Lernphase 2

1. Wie sich im Deutschen besonders unter der jungen Generation Wortbildungen mit -*mäßig* oder auch -*technisch* verstärkt durchsetzen (*wettermäßig, geldmäßig, geldtechnisch*), so findet sich im Englischen eine ähnliche Tendenz, die zu Wortbildungen mit -*wise* führt: "Viewpoint subjuncts can also be formed from nouns by the addition of the suffix -*wise* (especially in AmE), though these are considered informal:
   *Program-wise*, the new thing on TV last night was the first part of a new Galsworthy dramatization.
   *Weatherwise*, we are going to have a bad time this winter (*CGEL*, 568)."
   Die Form *fashionwise* (auch noch *fashion-wise*) ist somit korrekt.

2. *I now had to face them* ist ebenfalls korrekt: "Note that *now* can also be used with reference to the past: They had been courting for two years and he *now* felt she knew his worst faults (*CGEL*, 530)."
3. Im BrE ist *off day* ein Tag, an dem man nicht so richtig Leistungen erbringt, dagegen ist ein *day off* ein arbeitsfreier Tag. Im AmE ist *off day* grundsätzlich ein arbeitsfreier Tag. Diese AmE Form (Konstruktion und Bedeutung) ist manchmal schon im BrE zu hören.
4. Die Konstruktion *very nervous, everybody rushed...* ist korrekt: "Adjectives can function as the sole realization of a verbless clause...or as the head of an adjective phrase realizing the clause:...*Rather nervous*, the man opened the letter (*CGEL*, 424-425)."
5. Die Form *a half hour* ist korrekt, allerdings ist die Form *half an hour* im BrE weitaus gebräuchlicher: "*Half*, normally a predeterminer, as in *half a loaf, half an hour...*, also occurs occasionally as a postdeterminer: *a half loaf, a half hour* (*CGEL*, 388)."
6. Die Adjektivform in dem Satz *went home happy* ist korrekt. Der Satz kann mit *was happy when she went home* paraphrasiert werden. In diesem Falle drückt das Adjektiv einen Zustand aus, es bleibt daher unveränderlich (s. *CGEL*, 1171ff). Die Adverbform *happily* würde die Handlung selbst modifizieren.
7. Neben der hier aufgeführten Form *a four weeks vacation* gibt es noch drei weitere korrekte Formen: "...in quantitative expressions of the following type there is possible variation...: a ten *day* absence, a ten-*day* absence...a ten *days* absence...a ten *days*' absence (*CGEL*, 1333)."
8. Beide Formen, *if I was you* und *if I were you*, sind korrekt: "The *were*-subjunctive...is hypothetical or unreal in meaning, being used in adverbial clauses introduced by such conjunctions as *if, as if, as though*,...This subjunctive is limited to the one form *were*,...The indicative form *was* is substituted in less formal style: *If* I *were*/*was* rich, I would buy you anything you wanted (*CGEL*, 158)."

Text 9 kann aufgrund der obigen Ausführungen als völlig korrekt (*acceptable*) eingestuft werden, da es sich um ein informelles, geschriebenes Schriftstück („Brief an eine/n Freund/in") handelt. Nur wenn ein formelles, geschriebenes Englisch gefordert ist, sind einige *items* stilistisch unangebracht (*inappropriate*), nicht aber inkorrekt (*unacceptable*).

Übersetzen Sie die folgenden Sätze ins Englische. Verwenden Sie formelle und informelle Formen, gebräuchliche und weniger gebräuchliche Formen, Varianten sowie BrE und AmE, soweit dies möglich ist.

## Übungsphase 1

1. Mein Lebensziel ist es, erfolgreich zu sein.
2. Ich aß zu Mittag, nachdem Jane vom Einkaufen zurückgekommen war.
3. Es war nicht zu heiß.
4. Wir hatten alle Grippe.
5. Ich musste noch zum Friseur gehen.
6. Es wäre besser, wenn du zu Hause bliebest.
7. Ich habe ein Konto bei der Barclaybank.

## Übungsphase 2

1. Was das Wetter betraf, so war der letzte Sommer phantastisch.
2. Harrods hat dieses Jahr mehr Porzellan verkauft als im letzten Jahr.
3. Sie fühlte jetzt, dass sie etwas tun musste.
4. Ich brauchte eine halbe Stunde, um zum Bahnhof zu kommen.
5. Sie hatte ihr Examen bestanden und ging glücklich nach Hause.
6. Die Frau betrat das Hotel ziemlich selbstbewusst.
7. Ich freue mich auf einen fünftägigen Aufenthalt in München.
8. Wenn ich ein Schauspieler wäre, würde ich nur in ernsten Stücken spielen.

## Text 10

Markieren Sie die Stellen, die Ihrer Meinung nach falsch sind.

### The Environmental Pollution Poses No Threat

If ecological experts are to be believed, the future of planet Earth looks grimly indeed. We are slowly extinguishing the natural environment with loops of concrete across the countryside carrying cars belching toxic fumes, with concrete tower blocks excluding all sunlight, and with fabrics and power stations doing their best to choke us to death. And we are poisoning the soil, rivers, the air – the list is inexhaustible. We can already imagine how the earth will look like if we do not put a stop to the pollution soonly.

Faced with this gloomy prospect, the efforts of societies to save an only tree, or restore an ancient building seem futile and irrelevant. So why keep on to worry about environmental friendly behaviour? Why try to put off the inevitable? Picking up a sweet paper to put it into a litter bin or switching off the motor of a car at traffic lights seems comicly absurd.

If we consider the fact that earlier creatures coped with changes in the environment and adapted, why can't we? The optimist in us stirs. All the old guilty feelings associated with, for example, not doing enough exercise to keep us fit, fall away. No more jogging, walking or press-ups. The "New Human Beings" are pear-shaped, soft and self-complacent. They can eat fattening foods without any fears. The slavery of cleaning teeth is over. Nourished of the sugary delights of the supermarket in soft or liquid form, they will no more need their meat-eating teeth, which will simply fall out. They will no more be allergical against bad air, but will be able to inhale poisonous fumes, knowing they are evolving a lung to flourish on them. They can take up lodgings underneath the flight path to an airport, knowing that their ear-drums are evolving to cope with the thunder of landing planes.

Their families will learn to picnic in underpasses and on fly-overs (fields will have disappeared), eating pre-packed food to the roar of traffic and amplified music. As for human language, its loss will not be too tragical, since post-verbal communication will be in the form of grunts and grimaces. So, prepare for mutation. It's later than you think.

Haben Sie in dem Text Fehler gefunden? Zur Kontrolle bitte umblättern.

## Fehlerliste

Auf dieser Seite finden Sie die Liste der Fehler. Arbeiten Sie zunächst die Lern- und Übungsphasen durch und setzen Sie danach die korrekten Formen *im Sinnzusammenhang* in die dafür vorgesehenen Schreibräume unten ein.

1. * the environmental pollution/stop the pollution: ____________
2. (*) looks grimly: ____________
3. (*) fabrics: ____________
4. * how the earth will look like: ____________
5. * soonly: ____________
6. * an only tree: ____________
7. * keep on to worry: ____________
8. * environmental friendly: ____________
9. (*) put it into: ____________
10. * the motor of a car: ____________
11. * comicly: ____________
12. (*) keep us fit: ____________
13. * nourished of: ____________
14. (*) will no more: ____________
15. * allergical against: ____________
16. * they are evolving a lung: ____________
17. * tragical: ____________

## Lernphase 1

1. Schlagen Sie folgende Vokabeln in einem zweisprachigen Wörterbuch nach: *Fabrik, Motor, Lunge*. Bilden Sie je einen Beispielsatz mit den gefundenen Übersetzungsäquivalenten.

2. *Pollution* gehört zu den abstrakten Begriffen, die nicht mit dem **bestimmten Artikel** stehen. Es heißt daher *pollution* und *environmental pollution.*
3. Zu den **verbindenden Verben** (**Kopulaverben**) gehören neben beispielsweise *be, seem, keep* und *become* auch die Klasse der Verben, die eine sinnlich wahrnehmbare Eigenschaft ausdrücken: *look, smell, feel, sound* und *taste.* Diese haben ein Adjektiv als **Subjektkomplement** (auch Text 17, Lernphase 1 im Lösungsteil). **Beispiele**: *It tastes sour/horrible/nice. It feels hard/soft/dry.* Merke auch: Die Verben *look, smell, feel, sound* und *taste* beschreiben in Sätzen mit Objekt eine Tätigkeit und können deshalb durch ein Adverb der Art und Weise näher bestimmt werden. **Beispiel**: *She sounded the bell impatiently. He always looks grimly at me.*
4. Die Übersetzung von *Wie sieht das aus*? ist entweder *How does it look*? oder *What does it look like*?
5. Die Adverbform **soonly* beruht auf Hyperkorrektheit, die korrekte Adverbform ist *soon.*
6. Das deutsche Wort *einzeln* kann im Englischen unterschiedlich wiedergegeben werden. Finden Sie die verschiedenen Übersetzungsäquivalente und bilden Sie je zwei Beispielsätze.
7. Nach *keep on* steht die Konstruktion Verb+ *-ing* wie beispielsweise *keep on trying* oder *keep on dancing.*
8. *Umweltfreundlich* heißt im Englischen normalerweise entweder *environmentally friendly* oder *environment friendly.* Es finden sich aber auch Ausdrücke wie *ecologically friendly/beneficial.*
9. In der Regel heißt *hineintun, hineinsetzen, hineinlegen, hineinstellen* und *hineinstecken* im Englischen *put in* wie in *she put it in her bag* oder *he put it in his pocket.* Die Form mit *into* ist in diesem Zusammenhang sehr ungewöhnlich, sie würde die Richtung der Handlung in unverhältnismäßiger Weise verstärken. Die Form *put into* ist u.a. korrekt in Sätzen wie *Put it into Russian* oder *The ship put in(to) a harbour.*

## Lernphase 2

1. Adjective auf *-ic* und *-ical* bilden die Adverbform auf *-ally* wie beispielsweise *historic – historically* oder *economic/economical – economically.* Eine Ausnahme ist *publicly.*
2. Erklären Sie den Unterschied zwischen *we keep ourselves fit* bzw. *we keep fit* und *they keep us fit.*

3. *Ernährt von* heißt im Englischen u.a. *fed on* und *nourished on.*
4. *Nicht mehr* kann im Englischen sowohl mit *no more* als auch mit *no longer* übersetzt werden. Geben Sie die Regeln an und finden Sie je zwei typische Beispiele.
5. Bei der Übersetzung von *allergisch gegen* werden oft zwei Fehler gemacht. Wie heißt die richtige Form im Englischen?
6. Sowohl *lung* als auch *lungs* ist im Englischen korrekt. Worin besteht der Unterschied?
7. Die richtige Übersetzung von *tragisch* lautet *tragic.*
8. Wie werden *fabric* und *motor* ins Deutsche übersetzt? Bilden Sie je zwei Beispielsätze. Wie wird das Wort *Stoff* (im Sinne von „Textil“) ins Englische übersetzt? Bilden Sie zwei Beispielsätze.

## Übungsphase 1

Übersetzen Sie ins Englische:

1. Sie sah glücklich aus.
2. Er sah seine Tochter beglückt an.
3. Dieses Gewebe besteht aus Nylon und Wolle.
4. Wir wissen jetzt, wie die Oberfläche des Mondes aussieht.
5. Die Umweltverschmutzung hat jetzt den Nordpol erreicht.
6. Sie ist ein Einzelkind.
7. Ein einzelner Baum stand in der Wüste.
8. Dieses Produkt ist umweltfreundlich.
9. Seine Lunge war gesund.

## Übungsphase 2

Übersetzen Sie ins Englische:

1. Sie steckte das Buch in ihre Aktentasche.
2. Der Motor des Wagens war kaputt.
3. Sie trug Kleider, die fast komisch unpassend waren.
4. Unsere junge Tochter hält uns fit.
5. Er hält sich durch vieles Joggen fit.
6. Ich trinke kein Bier mehr.
7. Ich bin gegen Pollen aller Art allergisch.
8. Sein Fall war tragisch.
9. Sie stellte dauernd Fragen.

## Text 11

Der folgende Text kann, muss aber nicht, typische Fehler deutschsprachiger Lernender enthalten. Lesen Sie sich den Text durch und markieren Sie die Stellen, die Ihrer Meinung nach falsch sind.

### The Modern European and Foreign Languages

Since the start of the new millennium, even more custom barriers have fallen throughout Europe and great changes are to expect. One of these will concern people's attitudes towards language learning. In the moment, there is a proliferation of language learning. Ideally speaking, "the Eurocrat of 2000+" will be like a Swiss speaking at last three languages, ie his or her mother tongue, English and one other foreign language.

Bowing to feelings of national pride, the EU can boast more than twenty official languages. But to limit its cost, the EU conducts most of its businesses in three working languages: English, French and German. And in practice, English is the language of choice in commerce, science, technology, advertising and public relations.

However, there are compelling reasons of executives and salesmen to be multilingual. For example, in a business deal, a German who speaks English has a distinct advantage over an Englishman who does not speak German. Faced with ever-increasing economical concurrence within the EU, even the British are becoming convinced of the fact that foreign languages are vital to them. As a result, language schools are opening up overall in Britain and in Europe as a whole. One well-known language school has doubled it's teaching load in the last five years.

The British have been notorious for their lack of interest in foreign languages, but now the advent of globalisation and increased foreign trade, both welcomed by British governments, have eroded Britain's insularity. Britain can no longer afford to loose touch with this development and changes in the school curriculum now make it compulsory for children to learn a foreign language from the start of secondary school up to the age of fourteen. This is a first step in reintegrating foreign language learning into schools. With other words, the British are bowing to the inevitable.

An additional question is how Europe's languages will fare in an expanding EU. Some experts foresee the day when an Europeanised form of English – perhaps we could call it “Eurolish” – will become the common language in Europe. The smaller languages would then fall into disuse. Other linguists see a danger of a regionalisation of European languages and cultures with some languages being restricted on rural areas. Yet others mean that by retaining more than twenty official languages, the EU may have stopped the decline of smaller languages.

Haben Sie in dem Text Fehler gefunden? Zur Kontrolle bitte umblättern.

## Fehlerliste

Auf dieser Seite finden Sie die Liste der Fehler. Arbeiten Sie zunächst die Lern- und Übungsphasen durch und setzen Sie danach die korrekten Formen *im Sinnzusammenhang* in die dafür vorgesehenen Schreibräume unten ein.

1. * custom barriers: ______________________
2. * changes are to expect: ______________________
3. * in the moment: ______________________
4. (*) at last three languages: ______________________
5. (*) businesses: ______________________
6. * reasons of: ______________________
7. (*) economical: ______________________
8. (*) concurrence: ______________________
9. * overall in Britain: ______________________
10. * it's teaching load: ______________________
11. * to loose touch: ______________________
12. * with other words: ______________________
13. * an Europeanised form: ______________________
14. * restricted on rural areas: ______________________
15. (*) others mean: ______________________

## Lernphase 1

1. Schlagen Sie folgende Wörter in einem zweisprachigen Wörterbuch nach: *meinen* (im Sinne von „behaupten") und *Konkurrenz* sowie *mean* (v.) und *concurrence*. Bilden Sie jeweils einen Satz mit den englischen Wörtern.
2. *Zoll* heißt im Englischen *Customs/customs*. Dementsprechend muss es *customs barriers, customs duty, customs buildings, customs house, customs clearance* und *customs officer* heißen.

Merke: In einigen attributiv verwendeten Zusammensetzungen stehen auch Singularformen wie z.B. *a spectacle case, a trouser leg, a pyjama top* und *lung cancer.*

3. Vergleichen und erklären Sie die beiden Infinitivkonstruktionen: *Changes are difficult to bring about* und *Changes are to be brought about.*
4. *Im Moment* wird normalerweise mit *at the moment*, aber auch mit *at the present moment* oder *at this moment in time* übersetzt.
5. *At last* und *at least* werden oft verwechselt. Übersetzen Sie die beiden Ausdrücke ins Deutsche.
   Merke auch: *last but not least.*
6. Erklären Sie den Unterschied zwischen *a lot of business* und *a lot of businesses.*
7. *Gründe für* heißt im Englischen *reasons for.*

## Lernphase 2

1. Es besteht ein Bedeutungsunterschied zwischen *economic* und *economical.* Wie werden beide Wörter ins Deutsche übersetzt?
   Merke: die Adverbform ist für beide Wörter gleich, nämlich *economically.*
2. *Überall in Britannien* heißt entweder *everywhere in Britain, all over Britain* oder *in the whole of Britain.*
3. Meist als Flüchtigkeitsfehler erscheinen *it's* für *its* und *its* für *it's.* Bilden Sie jeweils zwei Sätze.
4. *lose* /lu:z/ (= verlieren), *loosen* /'lu:sən/ (= lösen, lockern) und *loose* /lu:s/ (= lose). Lesen oder transkribieren Sie die folgenden Sätze *The button is loose. I hate to lose buttons. Can you please loosen the buttons.*
5. *Mit anderen Worten* ist im Englischen *in other words.*
6. In Text 4 wurde bereits erklärt, dass es *a European* heißen muss. Korrekt ist deshalb *a Europeanised form.*
7. *Restricted to* ist die richtige Übersetzung von *begrenzt/beschränkt auf.*

## Übungsphase 1

Übersetzen Sie ins Englische:

1. Viele Zollschranken sind in den letzten Jahren in Europa gefallen.
2. In Osteuropa sind viele Veränderungen zu erwarten.
3. Sie können mit uns Geschäfte machen.
4. Er leitet mehrere kleine Geschäfte (im Sinne von „Läden“).
5. Der Grund für sein Verhalten war nicht klar.
6. Sie machten es aus wirtschaftlichen Gründen.
7. Diese Heizmethode ist sehr sparsam.
8. Es gibt sehr viel Konkurrenz aus dem Ausland.
9. Was für ein interessantes Zusammentreffen von Ereignissen.

## Übungsphase 2

Übersetzen Sie ins Englische:

1. Überall in Europa sprach man vom Ende des Kalten Krieges.
2. Es ist seine Idee.
3. Das ist der neueste Computer. Seine Leistung ist unschlagbar.
4. Er wollte seine Geduld nicht verlieren.
5. Zwei Knöpfe waren lose.
6. Mit anderen Worten, er war einfach zu faul, die Regeln zu lernen.
7. Endlich fanden wir heraus, was wirklich in jener Nacht geschehen war.
8. Es wird bald einen europäischen Pass geben.
9. Viele Leute behaupten, dass diese Krankheit auf eine Bevölkerungsschicht beschränkt ist.
10. Sie meint/ist der Meinung, dass wir nicht soviel Geld ausgeben sollten.

## Text 12

Der folgende Text kann, muss aber nicht, typische Fehler deutschsprachiger Lernender enthalten. Lesen Sie sich den Text durch und markieren Sie die Stellen, die Ihrer Meinung nach falsch sind.

### Crime Does Pay!

Even Hercule Poirot, that master of logic deduction, might be surprised at the continuing success of his creator, Agatha Christie. She remains the leader in tables of sales and royalties earned with sales of over 2 billion copies of her books. Some persons claim that she has even outsold William Shakespeare himself. Agatha Christie's romans have become an English institution. She wrote eighty-four alltogether, in addition to nineteen pieces and four non-fictional books.

Agatha Christie was quite a character herself, since her own life was something of a riddle. She is born in Devon. Her American father died as she was a child and her mother brought her up in true Edwardian style. It was the break-up of Agatha Christie's first wedding with Archibald Christie in 1928, which made her a household name. After learning of her man's involvement with another woman, she disappeared from home causing a nationwide police search. She was found in a hotel in Harrogate registered under the name of her man's lover. The family claimed that she had suffered of amnesia, but the riddle has never been satisfactorily solved. Two years later, she married Max Mallowan, who was archaeologist. The pair traveled to Istanbul, Egypt and Baghdad, which provided the setting of many of her actions. Agatha Christie died in 1976, leaving Agatha Christie Ltd. to her family, and her grandson now leads the firm.

An interesting question remains – how has Agatha Christie managed to retain her popularity for so long? Her literature agent claims that the presentation of her works on the film screen and in television has led to a revival. The film "Murder on the Orient Express" had already established the potential of the stories as vehicles for the nostalgia. He also believes that the style and the mundane atmosphere of the good old time in her books still continue to have public appeal. The West End piece "The Mousetrap" certainly testifies her continuing popularity – it is the longest-running piece in history, its debut having been in 1952. Now, written with the full approval of the family, a new roman is set to continue this popularity. The "Monogram Murders" by Sophie Hannah, the first ever Agatha Christie continuation roman, was published in 2014.

Haben Sie in dem Text Fehler gefunden? Zur Kontrolle bitte umblättern.

## Fehlerliste

Auf dieser Seite finden Sie die Liste der Fehler. Arbeiten Sie zunächst die Lern- und Übungsphasen durch und setzen Sie danach die korrekten Formen *im Sinnzusammenhang* in die dafür vorgesehenen Schreibräume unten ein.

1. * logic deduction: ______
2. (*) some persons: ______
3. * romans/(*) roman: ______
4. * alltogether: ______
5. (*) nineteen pieces/* West End piece/* longest-running piece: ______
6. (*) she is born: ______
7. (*) as she was a child: ______
8. (*) first wedding: ______
9. * wedding with Archibald: ______
10. (*) her man's involvement/her man's lover: ______
11. * suffered of amnesia: ______
12. * who was archaeologist: ______
13. (*) the pair: ______
14. (*) traveled: ______
15. * the setting of: ______
16. * the setting of many of her actions: ______
17. (*) her grandson leads the firm: ______
18. * her literature agent: ______
19. * in television: ______
20. (*) the nostalgia: ______
21. (*) the mundane atmosphere: ______

22. * the good old time: ____________________

23. * testifies her popularity: ____________________

## Lernphase 1

1 Schlagen Sie folgende Vokabeln in einem zweisprachigen Wörterbuch nach: *logisch, Roman, Stück* (im Sinne von „Theaterstück“), *ein Paar* (1. im Sinne von „Ehepaar“, 2. im Sinne von „zwei“) und *mondän*. Bilden Sie je einen Satz mit den englischen Entsprechungen.
2. Der Plural von *a person* ist normalerweise *people*. Wann wird *persons* verwendet?
3. Wie andere Zusammensetzungen mit “*all*” wird auch *altogether* mit einem *l* geschrieben (vgl. *already, although, always*).
4. Bei der Frage *Wann sind Sie geboren*? und der Antwort *Ich bin 1971 geboren* steht im Englischen immer das **past tense**, da es sich um ein zu einem bestimmten Zeitpunkt in der Vergangenheit abgeschlossenes Geschehen handelt: *When were you born? I was born in 1971*. Merke auch: *When the baby is born...; she is born again*.
5. Die temporale Konjunktion *als* heißt im Englischen *when*.
6. Wie werden *wedding* und *marriage* ins Deutsche übersetzt? Wie sagt man im Englischen *Meine Ehe mit John*?
7. *Mein (Ehe-)Mann* heißt im Englischen *husband* (infml.: *hubby*). Manchmal wird auch *man* verwendet. Das englische Wort *man* kann informell für „Ehemann“ oder „Freund“ gebraucht werden.
8. Wie wird *leiden unter (einer Krankheit)* ins Englische übersetzt?
9. Bei dem Gebrauch des **unbestimmten Artikels** in Zusammenhang mit Berufsbezeichnungen werden oft Fehler gemacht. Wie wird *Ich bin Student* ins Englische übersetzt und wie lautet die Regel?
10. Im Englischen existiert sowohl die Form *traveled* als auch *travelled*. Welche Erklärung gibt es für beide Formen?

## Lernphase 2

1. Merke: *logic* ist n i c h t *logisch*, *roman/Roman* ist n i c h t *Roman* und *mundane* ist n i c h t *mondän*. Wie werden die vier englischen Wörter ins Deutsche übersetzt? Bilden Sie je einen englischen Satz mit diesen Wörtern.
2. *Der Schauplatz der Handlung/der Handlungen* ist im Englischen *the setting for the plot/plots*.
3. *Eine Firma leiten* heißt im Englischen *run a firm*. Andererseits ist ein Satz wie *He led the firm into bankruptcy* möglich.
4. Wie bereits in Text 4 erläutert, ist die Konstruktion Nomen+ Nomen im Englischen weniger häufig als im Deutschen. Es muss also *literary agent* heißen.
5. Anmerkung zum Wort *work/s*: Die Wörter *Arbeit(en)* und *Werk(e)* bereiten Nichtmuttersprachlern in der englischen Sprache meist Schwierigkeiten. *Work* heißt im Deutschen *Arbeit* bzw. *Arbeiten*. *Homework* bedeutet *Hausaufgabe(n)*. Dagegen ist *housework* die Arbeit, die für Heim und Familie erledigt wird, also *Haus(halts) arbeit*. *Das ist eine gute Arbeit* wird dann mit *This is a good piece of work* übersetzt. *Works* (= Werk/e) wird im Englischen entweder im Sinne von *works of art* (Singular: *a work of art*) oder in Verbindungen wie *a gas works* und *a dye works* verwendet.
6. *Im Fernsehen* ist im Englischen *on television* (infml.: *on telly*).
7. *Nostalgia* gehört im Englischen zu den Abstrakta und wird deshalb in dem betreffenden Kontext ohne Artikel gebraucht. Nur wenn nicht zählbare und abstrakte Begriffe durch einen Zusatz mit *of* oder einen Relativsatz näher bestimmt oder eingeschränkt werden, steht der Artikel, z.B. *the art of the 20th century* oder *the peace that followed several wars lasted a long time*.
8. *The good old days* ist die Übersetzung von *die gute alte Zeit*.
9. *Eine Sache beweisen/bescheinigen* heißt im Englischen *testify to sth*. Andere Kollokationen sind *testify against sb./sth.* und *testify in favour of sb./sth.*

   **Beispiele:**

   *The teacher testified to the girl's honesty.*
   *A married woman is not allowed to testify against her husband in court.*
   *She testified in favour of the accused.*
10. Nennen Sie vier verschiedene Bedeutungen von *as* als Konjunktion und bilden Sie je einen Beispielsatz.

## Übungsphase 1

Übersetzen Sie ins Englische:

1. Es ist nur logisch, dass wir etwas gegen die Umweltverschmutzung tun müssen.
2. Alle anwesenden Personen wurden verhaftet.
3. Ich kann seiner Logik nicht folgen.
4. Sie schrieb zwölf Romane.
5. Die Römer besetzten ganz England.
6. Diese Spalte ist in Antiquaschrift gedruckt.
7. Insgesamt spielte er in vierzehn Testspielen.
8. Sie hat ein neues Theaterstück geschrieben.
9. Als ich ein Kind war, waren die Dinge anders.
10. Die Nostalgie kann als bedeutendes Phänomen dieses Jahrzehnts angesehen werden.

## Übungsphase 2

Übersetzen Sie ins Englische:

1. Ich bin in London geboren.
2. Als ich jung war, reiste ich viel.
3. Es waren viele Gäste auf der Hochzeit.
4. Ihre Familie missbilligte ihre Heirat mit John.
5. Der Ruf ihres Mannes war hervorragend.
6. Manchmal leide ich unter Rückenschmerzen.
7. Mein Freund ist Archäologe.
8. Sie sind ein nettes Paar.
9. Ich habe mir ein Paar neue Schuhe gekauft.
10. Der Schauplatz seiner Handlungen war immer Afrika.

## Übungsphase 3

Übersetzen Sie ins Englische:

1. Sie führen ein kleines Hotel.
2. Wer ist ihr Literaturagent?
3. Shakespeares Werke werden nie an Popularität verlieren.
4. Ich habe meine Hausaufgaben beendet.

5. Wo ist das Gaswerk?
6. Haben Sie gestern die Premierministerin im Fernsehen gesehen?
7. Die Nostalgie vieler Leute für die sogenannte gute alte Zeit ist mir unverständlich.
8. Dieser Ort ist sehr mondän.
9. Er führte ein sehr schlichtes und einfaches/alltägliches Leben.
10. Ihr nervöses Verhalten zeugte davon, dass sie schuldig war.

## Text 13

Der folgende Text kann, muss aber nicht, typische Fehler deutschsprachiger Lernender enthalten. Lesen Sie sich den Text durch und markieren Sie die Stellen, die Ihrer Meinung nach falsch sind.

### The Gender Gap

Research in the UK has shown that girls' schools do well in exam league tables because they have clever pupils, not necessarily because they are single-sex. Other factors, f.e. social class, ability and school tradition had a greater impact than being masculine or feminine. In general, however, girls spend much time doing homeworks (although the number of all teenagers who have stopped to do homeworks seems to increase between the ages of eleven and sixteen), and generally girls do better than boys in examinations whatever the school type. The same arguments apply to teaching boys in separate classes for certain subjects as maths and physics.

Parents, however, prefer single-sex education for girls. They expect that single-sex schools enable girls to gain more self-confidence and encounter feminine role models in traditionally masculine subjects. Actual research reveals that girls in single-sex schools have higher self-esteem, rank themselves among the high-flyers and make quiet different subject choices, being more likely to study maths and science. By the same token, boys in single-sex schools are more likely to devote time to study music and languages.

There is currently some concern about the underachievement of boys in the school system. An example for this is the poorer results achieved by boys in English. Attempts are underway to get boys used to read more which should also help their writing skills.

However, the fact remains that until the time they are thirteen or forteen, young boys are becoming increasingly alienated from school and have stopped to do homeworks altogether. One can only hope that this trend will be reversed in the next time.

Quite apart from the field of education, there are other striking differences between the genders, for instance concerning the use of drugs and pain-killers, personal appearance and habits, and leisure activities. Apparently, girls employ far more pain-killers than boys, while boys are more involved in taking illegal drugs. Girls are more concerned about weight problems than boys, and by the age of fifteen, two-thirds have made a diet at least once. Attitudes towards grooming and cleanliness also differ. One example is that girls shower and brush the teeth more regularly than boys. As far as leisure activities are concerned, boys tend to see a lot of TV, play computer games, and "hang about" on the street, whereas girls do homeworks, or go to parties and discoes, and are more likely to have a steady boy friend at an earlier age.

Haben Sie in dem Text Fehler gefunden? Zur Kontrolle bitte umblättern.

## Fehlerliste

Auf dieser Seite finden Sie die Liste der Fehler. Arbeiten Sie zunächst die Lern- und Übungsphasen durch und setzen Sie danach die korrekten Formen *im Sinnzusammenhang* in die dafür vorgesehenen Schreibräume unten ein.

1. * f.e.: ______
2. (*) masculine: ______
3. (*) feminine: ______
4. (*) much time: ______
5. * homeworks: ______
6. (*) have stopped to do: ______
7. * subjects as maths and physics: ______
8. * expect that single-sex schools enable girls: ______
9. (*) actual: ______
10. (*) quiet: ______
11. * devote time to study: ______
12. ? example for: ______
13. * get boys used to read: ______
14. (*) until the time: ______
15. * forteen: ______
16. * in the next time: ______
17. (*) employ…painkillers: ______
18. * have made a diet: ______
19. * brush the teeth: ______
20. * see a lot of TV: ______
21. * discoes: ______
22. ? boy friend: ______

## Lernphase 1

1. Die Abkürzung *e.g.* bzw. *eg* (lateinisch *exempli gratia*) steht für *for example.*
2. Wie unterscheiden sich *male, masculine* und *manly* im Englischen? Bilden Sie jeweils einen Satz.
3. Wann gebraucht man im Englischen *female, feminine* und *effeminate*? Bilden Sie jeweils einen Satz.
4. *Viel* heißt im Englischen *a lot of* und *much.* Der Gebrauch der beiden Wörter ist wie folgt: a) In positiven Aussagesätzen steht in der Regel *a lot of, lots of* (infml) oder *plenty of.* b) In Fragen, negativen Aussagesätzen und bei Prämodifikation steht in der Regel *much.*
   **Beispiele**:
   *The singer earned a lot of money.*
   *She likes plenty of butter.*
   *There is not much milk left in the jug.*
   *Is there much money in this business?*
   *They have spent so much money in London.*
5. Wie wird „Hausaufgaben" ins Englische übersetzt? (Text 12, Lernphase 2).
6. *I stopped to drink wine* und *I stopped drinking wine* sind beide korrekt, haben aber verschiedene Bedeutungen. Übersetzen Sie die beiden Sätze ins Deutsche.
7. Finden Sie zwei Übersetzungsäquivalente für *wie* (im Sinne von „zum Beispiel") im Englischen. Bilden Sie je zwei Beispielsätze.
8. Welche Konstruktion steht im Englischen nach *erwarten, dass*? Übersetzen Sie den Satz *Ich erwarte, dass sie ihre Pflicht tut* ins Englische.

## Lernphase 2

1. Merke: *actual* ist n i c h t *aktuell.*
2. Schlagen Sie das Wort *aktuell* in einem zweisprachigen Wörterbuch nach und bilden Sie mit Hilfe eines einsprachigen Wörterbuches für jedes englische Wort je einen Beispielsatz.
3. Was heißt *actual(ly)* auf Deutsch?
4. *Quiet* und *quite* sind im Englischen phonetisch sehr ähnlich, deshalb kommt es oft zu falschen Schreibungen. Merke: *She is quite good at French. – He is quiet.*

5. Welche verbale Konstruktion erfolgt nach *devote to*?
6. *Beispiel für* heißt im Englischen *example of.*
7. Welche verbale Konstruktion erfolgt nach *get/be used to* (Text 8, Lernphase 1)? Bilden Sie zwei Beispielsätze.
8. *Bis* kann im Englischen mit *till/until* und *by* übersetzt werden. Die Wörter *till* und *until* sind Synonyme und heißen *bis* (für Handlungen oder Zustände, die bis zu einem bestimmten Moment/Zeitpunkt andauern werden): *Can I stay until the weekend*? Das Wort *by* („bis“) wird benutzt, wenn eine Handlung oder ein Zustand vor oder bis spätestens zu einem bestimmten Zeitpunkt beendet wird: *I will have to leave by Friday night.*
   **Beispiele**:
   until/till: *Let's wait until/till the rain stops. I waited until 10 o'clock.*
   by: *Be here by 6 o'clock. Will you finish it by tomorrow?*

## Lernphase 3

1. Wie übersetzen Sie *in nächster Zeit* ins Englische?
2. *Medikamente (ein)nehmen* wird ins Englischen mit *take medicaments* (fml.)/*medicine/drugs* oder *use medicaments* (fml.)/ *medicine(s)/drugs* übersetzt.
3. *Eine Diät machen* heißt im Englischen *diet, be on a diet* oder *go on a diet.*
4. Es muss *They brush their teeth* heißen, da abweichend vom Deutschen das **attributive Possessivpronomen** im Englischen auch verwendet wird, um ein Zugehörigkeitsverhältnis bei Körperteilen (und Kleidungsstücken sowie bei Wörtern wie *life* und *mind*) zu bezeichnen. Andere Beispiele sind *She shook her head* und *He puts his hands in his pockets.*
5. *Watch television/TV/telly* (infml.) ist die korrekte Übersetzung von *fernsehen.*
6. Bilden Sie den Plural von *grotto, ghetto, studio, radio, echo, potato, veto, cargo* und *volcano*. Welche Regeln lassen sich für diese Fälle aufstellen?
7. Korrigieren Sie die Schreibungen **forteen*, **quiet* (= ziemlich, ganz) und ?*boy friend.*
8. Beide Formen *in the street* und *on the street* sind im BrE und AmE korrekt (vgl. *Corpus of Global Web-Based English*).

## Übungsphase 1

Übersetzen Sie ins Englische:

1. Viele von meinen Freundinnen werden studieren, z.B. Janine, Bärbel, Doris und Anke.
2. Viele Frauen wollen einige typisch männliche Haltungen ändern.
3. Er hat eine eher weibliche Stimme.
4. Sie hat eine sehr männliche Stimme.
5. Ich habe viel Arbeit zu tun.
6. Im letzten Jahr hat sie aufgehört, in Discos zu gehen.
7. Kein Schüler mag Hausaufgaben.
8. Südeuropäer wie z.B. Italiener und Spanier benutzen beim Sprechen viel die Hände.

## Übungsphase 2

Übersetzen Sie ins Englische:

1. Wir erwarten, dass er um 11 Uhr zurück ist.
2. Die eigentlichen Kosten waren viel höher als wir erwartet hatten.
3. Sie interessiert sich für die aktuellen Ereignisse in Osteuropa.
4. In diesem Jahr ist alles ganz anders.
5. Studierende sollten dem Lesen mehr Zeit widmen.
6. Diese Kirche ist ein klassisches Beispiel für mittelaterliche Architektur.
7. Meine Freundin gewöhnt sich langsam daran, weniger zu arbeiten.
8. Als Franzose ist er an gutes Essen gewohnt.

## Übungsphase 3

Übersetzen Sie ins Englische:

1. Bis morgen werden sie eine Entscheidung getroffen haben.
2. Warte, bis ich komme.
3. Er war erst vierzehn.
4. In der nächsten Zeit wird mein Freund heiraten.
5. Der Arzt sagte mir, ich solle drei Tabletten vor jeder Mahlzeit nehmen.

6. Im Januar mache ich immer eine Diät.
7. Ich putze mir regelmäßig die Zähne.
8. Ich sehe gern fern, wenn ich müde bin.

## Text 14

Der folgende Text kann, muss aber nicht, typische Fehler deutschsprachiger Lernender enthalten. Lesen Sie sich den Text durch und markieren Sie die Stellen, die Ihrer Meinung nach falsch sind.

### Schools

Surveys carried out over the years among school children reveal various negative feelings among the children towards school. Some of the phrases used by pupils were "a prison", "a cage" and "an institution which swallows up imaginary children and turns them out at the other end all in the same uniform grey which characterises the school building".

There are various reasons for these negative feelings as revealed in the children's attitudes towards teachers, syllabuses and particularly notes. The main critic of the syllabuses was that they were too theoretical. A large number of pupils see tests, written exams and the resultant notes as their "greatest ennemy". In addition, oral work, which plays a dominant role in determining the end note – at least in Germany – seems especially injust for many pupils. On the one side it creates frust and mistrust in some pupils, and on the other side it encourages pupils to "get in with" the teacher, which makes quiet pupils feel unfair treated.

However, comparative numbers from around the world suggest that pupils as a whole esteem notes, school reports and particularly written exams negatively. The competitive pression to succeed in written exams weights heavily on pupils, causing them to suffer under stress. It is symptomatic that sport, art and music are often pupils' favourate topics, with physic and chemistry at the bottom of the list.

That this must not necessarily be the case is suggested by a new approach at a leading girls' school in Oxford in the UK, where tests for pupils are to be introduced in which it is impossible to get 100%, so that pupils know it is perfectly acceptable "not to get everything right". The initiators of these tests claim that "being perfect is the ennemy of learning". Pupils should learn that "failure is not fatal – what counts is what you learn from an experience". They should also realize that being creative and taking risks is only possible if you are not afraid to fail.

Haben Sie in dem Text Fehler gefunden? Zur Kontrolle bitte umblättern.

## Fehlerliste

Auf dieser Seite finden Sie die Liste der Fehler. Arbeiten Sie zunächst die Lern- und Übungsphasen durch und setzen Sie danach die korrekten Formen *im Sinnzusammenhang* in die dafür vorgesehenen Schreibräume unten ein.

1. (*) imaginary children: ____________________
2. (*) notes: ____________________
3. (*) critic: ____________________
4. * ennemy: ____________________
5. * end note: ____________________
6. * injust: ____________________
7. * injust for: ____________________
8. ? on the one side/? on the other side: ____________________
9. * unfair treated: ____________________
10. * frust: ____________________
11. (*) comparative numbers: ____________________
12. (*) esteem negatively: ____________________
13. * pression: ____________________
14. (*) weight heavily: ____________________
15. * suffer under stress: ____________________
16. * favourate: ____________________
17. (*) topics: ____________________
18. (*) physic: ____________________
19. (*) must not: ____________________

## Lernphase 1

1. Schlagen Sie in einem zweisprachigen Wörterbuch folgende Wörter nach: *Noten* (1. „Schulnoten“, 2. „Musiknoten“), *Kritik* und *Physik*. Bilden Sie mit jedem Wort je einen englischen Satz.
2. Finden Sie die Bedeutungen von *imaginable, imaginary* und *imaginative*.
3. Wie werden im Englischen *Lieblingsfach* und *Feind* geschrieben?
4. *Die Endnote* bzw. *Endzensur* wird im Englischen durch die Verbindung Adjektiv+Nomen wiedergegeben. Die korrekte Übersetzung lautet *final mark*.
5. Im Englischen finden Sie *injustice* als Nomen und *unjust* als Adjektiv. Man sagt *do sb. an injustice* und *be unjust to sb.*
6. Was heißt *auf der einen Seite* (= einerseits) und *auf der anderen Seite* (= andererseits) im Englischen. Wie übersetzen Sie *on one side* und *on the other side* ins Deutsche?
7. Es existiert im Standardenglischen die unmarkierte Adverbform *fair* in der Kollokation *play fair*, ansonsten muss aber die markierte Adverbform (mit *-ly*) genommen werden wie in *treat somebody fairly/unfairly*.
8. Eine Kurzform für *Frustration* gibt es nicht im Englischen. Die Übersetzung von *Frust* ist *frustration*.
9. *Vergleichszahlen* heißt im Englischen *comparative figures*.

## Lernphase 2

1. Merke: *notes* sind n i c h t *(Schul)Noten* und *critic* ist n i c h t *Kritik*. Was bedeuten *notes* und *critic*?
2. *Schätzen/achten* kann im Englischen u.a. mit *esteem, respect, appreciate* und *regard* übersetzt werden. Erklären Sie die Unterschiede und bilden Sie je einen englischen Beispielsatz.
3. *Druck* ist im Englischen *pressure*.
4. Welcher Unterschied besteht zwischen den Verben *weight* und *weigh*?
5. Im Englischen heißt es *suffer from an illness/shock/stress*.
6. Die korrekte Schreibung von **favourate* ist *favourite* (AmE *favorite*).
7. Wie unterscheiden sich *topic* und *subject*?
8. Wie übersetzen Sie *physics, physique, physic, physician* und *physicist* ins Deutsche?
9. Wie übersetzen Sie ins Englische *nicht müssen, nicht brauchen* und *nicht dürfen*?

## Übungsphase 1

Übersetzen Sie ins Englische:

1. Fast alle Schulkinder bekamen eine sehr gute Note.
2. Ich kann die hohen Noten nicht singen.
3. Der Druck war unerträglich.
4. Sein letztes Argument wog schwer.
5. Sie ist eine sehr phantasievolle Studentin.
6. Viele Kinder entwickeln Ängste vor imaginären Gefahren.
7. Wir versuchten jedes denkbare Mittel, aber wir versagten am Ende.
8. Haben Sie irgendwelche Vergleichszahlen?

## Übungsphase 2

Übersetzen Sie ins Englische:

1. Was haben die Londoner Kritiker über den neuen Film gesagt?
2. Sie ist eine der gefürchtesten Feinde des Regimes.
3. Jeder scheint unter zuviel Stress zu leiden.
4. Die Entscheidungen der Regierung sind für viele Frauen ungerecht.
5. Die Endzensur ist immer entscheidend.
6. Einerseits wird mein Job gut bezahlt, anderseits muss ich viele Stunden arbeiten.
7. Das Leben ist manchmal voller Frust.
8. Ich frage mich, warum sie ihn unfair behandelt.

## Übungsphase 3

Übersetzen Sie ins Englische:

1. Wir müssen nicht zu diesem Treffen gehen.
2. Sie dürfen diese Linie nicht überschreiten.
3. Ich habe ihn immer hoch eingeschätzt.
4. Wer ist dein Lieblingsschauspieler?
5. Ich habe drei Themen für meine mündliche Prüfung gewählt.
6. Politik oder Religion sind immer interessante Gesprächsthemen.
7. Ich hasse Physik.
8. Sein Körperbau ist großartig.

# Text 15

Markieren Sie die Stellen, die Ihrer Meinung nach falsch sind.

## Non-Verbal Communication I

The English word "communicate" means "give" or "share" – usually information and ideas. We may communicate to cooperate with others, to attract them, persuade them, organise them or control them. Our main means of communicating is of course the spoken and written word, and most people would accept that it is primarily the word's function to communicate ideas. But a surprising fact is that some experts believe that we communicate as many as 65% of our ideas and feelings without words and that we are very influenced by people's nonverbal behaviour. What is meant by this? Well, our physical appearance, the movements and gestures we make, how near we stand to each other or whether we touch each other – all these are part of communicating.

Some nonverbal behaviour, eg smiling, laughing, crying and showing fear, is similar all over the world, but some is not. Most people would probably agree that the English do not use so many gestures and speak slower than Southern Europeans. On the other hand, some gestures are used in common by various nations, but with different meanings. If a person taps the side of his or her head, he or she may mean that you are intelligent – or plain silly! If people shake their head horizontally from side to side, this usually means "no". However, in Greece, a very similar gesture means "yes" and can easily lead to misunderstandings.

A British anthropologist, Desmond Morris, examined the use of twenty different gestures in forty places in Europe. One of these was the "head toss". The head is tossed quickly upward and backward, often with the eyes closed, then lowered more slowly. His data shows that people in some parts of Europe do not use this gesture at all; some people in other parts use it to mean "yes"; and in still other areas the gesture has other meanings. British, German or Scandinavian holidaymakers in Italy are sometimes very disturbed and even offended by this gesture, imagining the other person to mean that he or she is superior. Being a time of extensive travel, people all over the world must try and keep an open mind regarding these matters. They must learn that communicative behaviour is culture-bound.

Haben Sie in dem Text Fehler gefunden? Zur Kontrolle bitte umblättern.

## Fehlerliste

Der Text enthält k e i n e Fehler. Lesen Sie sich die Anmerkungen zu den einzelnen *items* durch.

1. cooperate
2. organise
3. the word's function
4. very influenced
5. nonverbal
6. eg
7. speak slower
8. person...his or her head/he or she
9. plain silly
10. people shake their head
11. tossed upward and backward
12. his data shows
13. very disturbed
14. being a time of extensive travel, people all over the world
15. people must try and keep
16. people must try and keep an open mind

## Lernphase 1

1. Beide Schreibweisen, *co-operate* und *cooperate*, sind korrekt.
2. Ebenfalls sind die beiden Schreibungen *organize* und *organise* im BrE üblich und korrekt.
3. Neben *the function of a word* ist *the word's function* möglich und korrekt: "The genitive is further used with certain kinds of inanimate nouns...NOUNS 'OF SPECIAL RELEVANCE TO HUMAN ACTIVITY', *eg*: ...in *freedom's* name, *the book's* true importance...*a word's* function, *the poll's* results, *television's* future...(*CGEL*, 324)."
4. Die Korrektheit von *very influenced* hängt davon ab, ob *influenced* schon adjektivischen Status erlangt hat, da *influenced* als Partizip mit (*very*) *much* modifiziert wird. Mit der folgenden Einschränkung kann in diesem Fall ein adjektivischer Charakter angenommen werden: "...with the *-ed* participle, there appears to be divided usage, with increasing acceptance of the cooccurrence of *very* with a *by*-agent phrase containing a personal agent... (*CGEL*, 415)."

5. Neben der Schreibung *non-verbal* tritt die andere korrekte Form *nonverbal* in verstärktem Maße auf.
6. Bei Abkürzungen wie beispielsweise *M.A., Ph.D., Dr., i.e.* und *e.g.* wurde früher in der Regel ein Punkt hinter die Buchstaben gesetzt. Diese Regelung erscheint heutzutage redundant, deshalb wird auf den Punkt verzichtet und einfach *MA, PhD, Dr, ie* und *eg* geschrieben.
7. Neben *speak more slowly* ist auch *speak slower* korrekt: "...the comparative and superlative forms of some adjectives are common also in standard English...Speak *clearer*. ['more clearly']... The car went slower and slower (*CGEL*, 406)."
8. Wie bereits erwähnt, finden sich in vielen (formellen) Texten die korrekten Formen *his and/or her* oder *he and/or she*, um einer eventuellen sexistischen Diskriminierung zu begegnen oder um bewusst auf Frauenbelange aufmerksam zu machen.

## Lernphase 2

1. Der Ausdruck *plain silly* gehört natürlich dem informellen Stil an, er kann aber in dem Textzusammenhang *You are intelligent – or plain silly*! durchaus benutzt und noch als korrekt eingestuft werden (s. *CGEL*, 446).
2. Zu erwarten wäre die Form *people shake their heads*. Abweichend von dieser Norm ist es aber auch möglich, den Singular zu gebrauchen, wenn der Schwerpunkt auf dem Einzelfall liegen soll: "While the distributive plural is the norm, the distributive singular may also be used to focus on individual instances. We therefore often have a number choice:
   The students raised their *hand(s)*....
   The exercise was not good for their *back*(*s*) (*CGEL*, 768)."
3. Präskriptivisten weisen auf die lateinische Pluralform von *data* hin und fordern deshalb auch eine entsprechende pluralische Verbform. Allerdings setzt sich die Interpretation des Wortes *data* als Singular immer mehr durch, so dass *data is* heutzutage ebenfalls als korrekt angesehen wird: "*data*...is often constructed also as a singular, especially in scientific contexts...*Much* of *this data is* inconclusive (*CGEL*, 310)."
4. Das Ableitungssuffix *-wards* oder *-ward* existiert in diesen beiden Formen. Die letztere Form findet sich besonders im (gedruckten) AmE und gewinnt im BrE immer mehr an Einfluss (s. *CGEL*, 438). Beide Formen sind korrekt, ein Mischen von AmE und BrE,

sofern es überhaupt eindeutig feststellbar ist, könnte unter Umständen als stilistische Ungeschicklichkeit gewertet werden.

5. Der Fall *very disturbed* ist mit dem Fall *very influenced* zu vergleichen. Zusätzlich findet sich in modernen englischen Wörterbüchern für das Wort *disturbed* schon die Kennzeichnung als *adj.* (Adjektiv).
6. Das Beispiel *being a time of extensive travel, people all over the world...* ist grammatikalisch eine **unverbundene Partizipialkonstruktion** (**unrelated, unattached or dangling participle**). Was die Korrektheit dieser Konstruktionen betrifft, so ist zu bemerken, dass diese Grenzfälle darstellen. Vor allem dort, wo das implizierte Subjekt deutlich erkennbar ist, sollte heutzutage von korrekten Sätzen gesprochen werden. Außerdem sind bereits vier verschiedene Fälle in der *CGEL* aufgeführt, bei denen die Korrektheit von Sätzen kaum noch in Frage gestellt wird: "The attachment rule does not apply, or at least is relaxed, in certain cases:
(a) The clause is a style disjunct..., in which case the implied subject is the subject of the implied clause of speaking, normally *I*:
*Putting it mildly*, you have caused us some inconvenience....
(b) The implied subject is the whole of the matrix clause:
I'll help you *if necessary*...
(c) If the implied subject is an indefinite pronoun or prop *it*..., the construction is considered less objectionable:...
*Being Christmas*, the government offices were closed...
(d) In formal scientific writing, the construction has become institutionalized where the implied subject is to be identified with the *I*, *we*, and *you* of the writer(s) or reader(s):...
*To check on the reliability of the first experiment*, the experiment was replicated with a second set of subjects (*CGEL*, 1122-1123)."
Der Satz in Text 15 entspricht der unter (c) aufgeführten Regel und ist dementsprechend als korrekt einzustufen.
7. Mit kleinen Bedeutungsunterschieden folgt dem Verb *try* der Infinitiv mit *to* oder das Gerundium (*-ing*), z.B. *try to do* und *try doing*. Da die Konstruktion *try to do* auch koordinierende Funktion haben kann, ist im informellen Englisch auch die Konstruktion *try and do* zu finden (s. *CGEL*, 507, 978-979). Die Form *try and keep* ist somit korrekt.
8. Im Falle des Ausdrucks *keep an open mind* ist der Plural *minds* ungewöhnlich, da es sich hier um einen mehr oder weniger festen Ausdruck handelt: "The singular is sometimes obligatory or preferable with idioms and metaphors:

We are *keeping an open mind.* [?*open minds*]...
They can't *put their finger on* what's wrong. [**their fingers*] (*CGEL*, 768)."

Text 15 kann aufgrund der obigen Ausführungen als völlig korrekt angesehen werden. Nur wenn ein formelles, geschriebenes Englisch gefordert ist, sind einige Items stilistisch unangebracht (*inappropriate*), nicht aber inkorrekt (*unacceptable*).

Übersetzen Sie die folgenden Sätze ins Englische. Verwenden Sie formelle und informelle Formen, gebräuchliche und weniger gebräuchliche Formen, Varianten sowie BrE und AmE, soweit dies möglich ist.

## Übungsphase 1

1. Verschiedene Länder arbeiteten zusammen, um ein neues Flugzeug zu bauen.
2. Er muss sein Leben ein bisschen besser organisieren.
3. Die Funktion dieses Wortes ist ziemlich eingeschränkt.
4. Junge Leute sind manchmal von Popsängern sehr beeinflusst.
5. Die nonverbale Kommunikation ist oft sehr schwer zu interpretieren.
6. Du musst süße Speisen wie z.B. Kuchen, Eis und Pudding vermeiden.
7. Bei Schnee und Eis fahre ich langsamer.
8. Wenn sich jemand um einen Job bewirbt, muss er seine Arbeitserfahrungen auflisten.

## Übungsphase 2

1. Ihre Bemerkung war einfach dumm.
2. Sie schüttelten den Kopf, als sie die Nachricht hörten.
3. Die Daten werden im Büro für die Volkszählung noch geprüft.
4. Die Preise bewegen sich im Augenblick wieder nach oben.
5. Er fühlte sich durch den Lärm sehr gestört.
6. Wenn man in diesem Restaurant speist, sind Anzug und Krawatte vorgeschrieben.
7. Versuche, ruhig zu bleiben.
8. Die Mitglieder des Komitees versuchen, immer unvoreingenommen zu sein, und sind bereit, neue Ideen in Betracht zu ziehen.

## Text 16

Markieren Sie die Stellen, die Ihrer Meinung nach falsch sind.

### Non-Verbal Communication II

Another important source of information about a person is his or her face and especially the eyes. If you look at another person's eyes a lot while a conversation, people will think that you are open, friendly and self-conscious. If you avoid to look at the other person, you will be thought as cold and defensive. Southern Europeans look at each other more than Northern Europeans. Thus Italians might find English people serious and cold, whereas English people may find Italians sympathetic – neither of which may be the case.

In an ordinary conversation, we spend about a third of the time looking at each other, and this eye contact follows a certain pattern. If we deviate of this pattern, it will communicate a special meaning. For exemple, if we are nervous of someone, we do not look at them much. We stare at someone when we are angry or anxious, and longer eye contact than normal suggests that we are attracted to the other person.

Another aspect of communication concerns the question of room. People usually like to mark their personal room. For exemple, on the beach you may spread out a towel, or in a train you often put a bag or a coat on the seat near you.

An interresting aspect of this is the physical distance people put between one another when talking. An American psychologist has found that when conversing, American males stand approximately fifty centimetres distant from another man, and sixty centimetres distant from a woman. If they are closer than this, they are either very agressive or very friendly. However, in South America or the Middle East, people stand much closer than this when conversing and are much more likely to touch themselves than Northern Europeans for exemple.

These few exemples show that language behaviour cannot be studied independant on people's socio-cultural backgrounds. Consequently, it would be helpful if language learners were able to check these socio-regional conventions. Knowing that these conventions exist can help to avoid misunderstandings in communication.

Haben Sie in dem Text Fehler gefunden? Zur Kontrolle bitte umblättern.

## Fehlerliste

Auf dieser Seite finden Sie die Liste der Fehler. Arbeiten Sie zunächst die Lern- und Übungsphasen durch und setzen Sie danach die korrekten Formen *im Sinnzusammenhang* in die dafür vorgesehenen Schreibräume unten ein.

1. (*) while a conversation: ______________________
2. (*) self-conscious: ______________________
3. * you avoid to look: ______________________
4. * thought as cold: ______________________
5. ? sympathetic: ______________________
6. * we deviate of: ______________________
7. * for exemple/exemples: ______________________
8. (*) the question of room/personal room: ______________________
9. * interresting: ______________________
10. * fifty/sixty centimetres distant from: ______________________
11. * agressive: ______________________
12. (*) touch themselves: ______________________
13. * independant: ______________________
14. * independant on: ______________________
15. * cannot be studied independant: ______________________
16. (*) learners were able to check: ______________________

## Lernphase 1

1. Finden Sie folgende Vokabeln in einem zweisprachigen Wörterbuch: *selbstbewusst* und *sympathisch*.
2. Wie übersetzen Sie *self-conscious* und *sympathetic* ins Deutsche?
3. Je nach Wortart wird *während* im Englischen mit *during* (**Präposition**) oder *while* (**Konjunktion**) übersetzt. Es heißt also *while a conversation was going on...* und *people look at each other during a conversation*. Bilden Sie je zwei Beispielsätze.

4. Das Verb *avoid* erlaubt folgende Konstruktionen: *avoid sth./sb.* und *avoid doing sth.*
5. *Jn. als dumm ansehen/betrachten* kann im Englischen u.a. mit *consider sb. (to be) foolish, consider sb. (as) foolish, regard sb. as foolish, think sb. foolish* (fml.) und *count sb. (as) foolish* übersetzt werden.
6. *Abweichen von etwas* ist im Englischen *deviate from sth.*
7. Wie werden im Englischen *Beispiel, interessant, aggressiv* und *unabhängig* geschrieben? Welche Ursachen haben allgemein falsche Schreibungen?

## Lernphase 2

1. *Self-conscious* ist n i c h t *selbstbewusst* und *sympathetic* ist in der Regel noch n i c h t *sympathisch.*
2. *Raum* kann im Englischen u.a. mit *room* oder *space* wiedergegeben werden. Wie werden die beiden englischen Wörter verwendet (Text 5, Lernphase 1)? Bilden Sie jeweils zwei Beispielsätze mit *room* und *space*.
3. *Zwei Kilometer entfernt von* heißt im Englischen u.a. *two kilometres (away) from.*
4. Erklären Sie den Unterschied zwischen *they touched themselves* und *they touched each other.*
5. *Unabhängig* ist im obigen Satz ein Adverb, es muss also *cannot be studied independently* heißen.
6. Merke: *be dependent on* und *be independent of.*
7. Das neudeutsche, informelle Wort *checken* (= begreifen) ist ein Pseudo-Anglizismus, der nicht dieselbe Bedeutung wie das englische Verb *check* hat. Bilden Sie jeweils zwei englische Sätze mit *understand* bzw. *get* (= begreifen, mitbekommen) und *check* (= überprüfen).

## Übungsphase 1

Übersetzen Sie ins Englische:

1. Während der Operation fiel ein Student in Ohnmacht.
2. Während die Verhandlungen noch andauerten, begann das Schießen wieder.
3. Viele Schauspieler sind schüchtern, aber selbstbewusst.

4. In dieser Situation fühlte er sich befangen.
5. Sie vermied es, ihn anzusehen.
6. Er wurde als rachsüchtig angesehen.
7. Sie ist sehr sympathisch.
8. Er ist mir sympathisch.
9. Sie zeigte großes Mitgefühl, als sie von dem Unfall hörte.

## Übungsphase 2

Übersetzen Sie ins Englische:

1. Er weicht nie von seinen Gewohnheiten ab. Zum Beispiel raucht er immer nach dem Mittagessen.
2. Wir haben nicht genug Platz für alle neuen Bücher.
3. Während meines Aufenthalts in Rom traf ich einige interessante Leute.
4. Er stand zehn Meter entfernt von mir.
5. Er ist eine sehr aggressive Person.
6. Fass mich nicht an!
7. Du musst lernen, unabhängig zu handeln.
8. Indien wurde 1947 von Großbritannien unabhängig.
9. Ich begreife/schecke einfach nicht, warum sie den Reifendruck nicht überprüft hat.

## Text 17

Der folgende Text kann, muss aber nicht, typische Fehler deutschsprachiger Lernender enthalten. Lesen Sie sich den Text durch und markieren Sie die Stellen, die Ihrer Meinung nach falsch sind.

### The Teaching Profession

The pressures of modern life, resulting from rapid change and technological innovations, seem to be accompanied by a decrease in the importance of traditional values within society. Churches, politicians and other groups are calling for a newly-revived ethic in society. People, particularly parents, automatically turn to teachers and schools to give a lead in such matters, but teachers alone cannot bear the burden of re-educating a whole nation, especially since they face a crisis themselves. Teachers' jobs are becoming steadily more demanding and more nerve-wrecking. The increased amount of red tape and paperwork piled on the teaching profession by the government is felt by many teachers to take the form of mobbing. In addition, longer working hours and children who are more and more difficult to deal with are making teaching quite unattractively in these days. Last not least, the average age of teachers is going up, and there are hardly any young colleagues to find in schools. The result is that teachers are increasingly becoming sick and burnt out. Those who persevere are envious of the retireds. The somewhat afraid teachers keep quiet, whereas the braves protest this situation and even support strike action. On the one side, society urgently needs teachers with expertise and motivation, but on the other side these very same teachers are confronted with hostility and acrimony. These negative attitudes are intensified by the fact that it is typical for a lot of people to see only the positive aspects of teaching: long holidays, regular pay raises and a secure job. The negative aspects are simply overheard, and in these days, teachers have become accustomed to hear such arguments. Irregardless of these prejudices, new ideas and approaches will have to be found. However, even experts seem to be having difficulties finding ways of dealing with the challenges which the teaching profession will face in the future.

Haben Sie in dem Text Fehler gefunden? Zur Kontrolle bitte umblättern.

## Fehlerliste

Auf dieser Seite finden Sie die Liste der Fehler. Arbeiten Sie zunächst die Lern- und Übungsphasen durch und setzen Sie danach die korrekten Formen *im Sinnzusammenhang* in die dafür vorgesehenen Schreibräume unten ein.

1. (*) mobbing: ____________________
2. (*) unattractively: ____________________
3. * last not least: ____________________
4. * there are...teachers to find: ____________________
5. * the braves: ____________________
6. (*) overheard: ____________________
7. * irregardless: ____________________

## Lernphase 1

1. Schlagen Sie das deutsche Wort *Mobbing* in einem zweisprachigen Wörterbuch nach.
2. Wie übersetzen Sie das englische Verb *mob* ins Deutsche?
3. Der Fehler *...making teaching quite *unattractively...* kann auf Hyperkorrektheit beruhen. Welche grammatikalische Erklärung können Sie für die korrekte Form *...making teaching quite unattractive...* geben?
   Nennen Sie einige andere Fälle, bei denen eine Adjektivform statt einer vermuteten Adverbform steht (vgl. auch Text 10, Lernphase 1).
4. Abweichend vom Deutschen steht der passivische Infinitiv im Englischen nach *be, leave, remain* in folgenden Fällen:
   **Beispiele**:
   *The document was not to be found anywhere* = ...war nirgends zu finden.
   *A lot of work remains to be done* = ...bleibt zu tun.
   *His performance leaves a lot to be desired* = ...lässt zu wünschen übrig (vgl. Text 11, Lernphase 1 im Lösungsteil).

## Lernphase 2

1. *The Braves* kann im Englischen nur im Zusammenhang mit einem nordamerikanischen Indianerstamm benutzt werden. *Die Muti-*

*gen* muss hingegen immer mit *the brave ones* (oder *the brave people/teachers* etc.) übersetzt werden.
2. Das englische Wort *overhear* heißt nicht *überhören*. Übersetzen Sie beide Wörter in die jeweils andere Sprache.
3. **last not least* ist ein typischer Pseudo-Anglizismus. Im Englischen heißt es immer *last but not least*.
4. **irregardless* ist ein Fehler, der auf Hyperkorrektheit bzw. Übergeneralisierung beruht. Das Wort ist eine Kontamination (*blend*) aus den korrekten Wörtern *regardless* und *irrespective*.

Anmerkung:
In dem Text sind weitere Neuerungen zu finden, die teilweise im AmE üblich sind oder die aufgrund des Sprachwandels bereits jetzt bzw. in nächster Zeit den *divided usages* zuzurechnen sind.
– *a new ethic* (statt *a new set of ethics* oder *new ethics*)
– *nerve-wrecking*: die normalen Schreibungen sind *nerve-racking* und *nerve-wracking*. Daneben findet sich auch die seltene Schreibung *nerve-wrecking* (vgl. *nervous wreck*).
– *in these days*: wie bereits erwähnt, taucht die Form *in these days* (in Analogie zu *in those days*) in englischen Corpora verstärkt auf.
– *becoming sick* ist eher AmE, während *becoming ill* eher die BrE Form ist.
– *retireds* ist neben der Form *retired* heutzutage gebräuchlich. Besonders in der *journalese* häufen sich die Fälle von Konversion (s. auch *young marrieds, illegals, friendlies, hopefuls, wearables* etc.).
– *the somewhat afraid teachers* ist akzeptabel. Das Adjektiv *afraid* wird normalerweise prädikativ verwendet, allerdings kann es attributiv gebraucht werden, wenn es prämodizifiert wird.
– *protest this situation* (BrE *protest against this situation*) ist eher AmE.
– *on the one side – on the other side*: *einerseits – andererseits* sollte weiterhin mit *on the one hand – on the other hand* übersetzt werden. Allerdings finden sich in den Corpora heutzutage auch schon, wenn auch sehr selten, die Formen *on the one side – on the other (side)*.
– *typical for* (statt *typical of*) ist heutzutage bereits oft anzutreffen.
– (*pay*) *raises* ist eher AmE (BrE *pay rises*).
– *teachers are accustomed to hear* statt *accustomed to hearing* ist eine neue Form (cf. Biber et al. 1999, p. 77).
– *difficulties finding* ist eine der vier möglichen Formen.

## Übungsphase 1

Übersetzen Sie ins Englische:

1. Sie wurden sofort vom Mob umringt.
2. Es gibt sehr viel Mobbing an meinem Arbeitsplatz.
3. Der feste Umrechnungskurs macht es einfach, die Kosten genau zu kalkulieren.
4. Die Werbekampagne sieht gut aus.
5. Last not least möchte ich unsere neue Sekretärin vorstellen.
6. Es bleibt abzuwarten, ob die Prüfungen fairer geworden sind.
7. Die neuen Wörterbücher sind besser als die alten.
8. Unabhängig von den Protesten wird die Regierung in dieser Sache entscheiden.

## Übungsphase 2

Übersetzen Sie die folgenden Sätze ins Englische. Verwenden Sie formelle und informelle Formen, gebräuchliche und weniger gebräuchliche Formen, Varianten sowie BrE und AmE, soweit dies möglich ist.

1. Unsere Demokratien brauchen eine neue Ethik.
2. Der erste Auftritt auf der Bühne ist immer nervenaufreibend.
3. Heutzutage scheint nichts mehr unmöglich.
4. Mehr und mehr Menschen werden krank, weil sie nicht genug Sport treiben.
5. Die Anzahl der im Ruhestand lebenden Menschen wird immer größer.
6. Die etwas ängstlichen Menschen werden mit der neuen Situation nicht fertig.
7. Jemand muss gegen die Menschenrechtsverletzungen protestieren.
8. Einerseits möchte ich das Haus verkaufen, andererseits kann ich den Gedanken eines Umzugs nicht ertragen.
9. Es ist typisch für sie, nein zu sagen.
10. Einige Geschäftsführer haben sich enorme Gehaltserhöhungen genehmigt.
11. Er ist es gewohnt, sehr früh aufzustehen.
12. Ich habe Schwierigkeiten, einen neuen Job zu finden.

## Text 18

Der folgende Text kann, muss aber nicht, typische Fehler deutschsprachiger Lernender enthalten. Lesen Sie sich den Text durch und markieren Sie die Stellen, die Ihrer Meinung nach falsch sind.

### Dictionaries of the Future

At the end of the 20th century, new developments in the making of dictionaries were eminent. When Microsoft published their first English language dictionary, it claimed to be the first to document the use of "world English". It used the latest computer and database technology, and as it was based on large corpora, the outcome is highly valid, reliable and credulous. In addition, a CD-ROM version is available, enabling users to actually hear the pronunciation of all the words listed in the dictionary and find further information. The traditional as well as new publishers of dictionaries like Oxford, Longman, Collins, Webster, Merriam-Webster, Cambridge and Macmillan have also followed the new developments in dictionary making. With the new generation of dictionaries, the printed version and the CD-ROM or DVD-ROM are now complimentary.

Those imminent lexicographers at Oxford University Press, whose ingenuous research has always been exceptionable in the past, are aiming to create a definite record of the English language for the new millenium and hope to complete a revision of their *OED*3 till 2037. A part revision was online as of 2000 to assure that users have excess to the most up-to-date version including neologisms. They will carry out the first complete revision of the *OED* and will naturally include a vast number of new entrances. The dictionary will cover the "many Englishs" from all round the world as well as new words found in bastions of popular culture like soaps, song texts and teen magazines. Other important developments in the English language will also be scrutinised. It should be born in mind that people are also turning speach habits into writing. Women's conscience about male-dominated language has brought about new constructions such as "Who's left their bra in the bathroom?" instead of the traditional "Who's left his [!] bra in the bathroom?". Journalese has also played a very important role and brought about quiet a number of changes in the grammar of English. One major change concerns the conversion of words. Journalists use the word *briefs* to refer to brief little items, write about *illegals* and *hopefuls* and report about *home* matches, *friendlies* and *away* games. Last but not least, modern technology is bringing about much changes in the language and is creating a complete new field of words, especially in computer and communication technology. Even new "old words" – words from previous centuries not found in former editions – will be included. And it goes without saying that in the tradition of the *OED*, the importance of the classic languages is not neglected.

The current tendency in dictionary making is to move away from the printed version to electronic handheld dictionaries, quicktionaries (C-Pens) and above all online dictionaries. The third edition of the *OED* will probably never be printed and thus will only appear in electronic form.

Haben Sie in dem Text Fehler gefunden? Zur Kontrolle bitte umblättern.

## Fehlerliste

Auf dieser Seite finden Sie die Liste der Fehler. Arbeiten Sie zunächst die Lern- und Übungsphasen durch und setzen Sie danach die korrekten Formen *im Sinnzusammenhang* in die dafür vorgesehenen Schreibräume unten ein.

1. (*) eminent: ______
2. (*) credulous: ______
3. (*) complimentary: ______
4. (*) imminent: ______
5. (*) ingenuous: ______
6. (*) exceptionable: ______
7. (*) definite: ______
8. (*) till: ______
9. (*) assure: ______
10. (*) excess: ______
11. (*) entrances: ______
12. * Englishs: ______
13. (*) texts: ______
14. (*) born: ______
15. * speach: ______
16. (*) conscience: ______
17. (*) quiet: ______
18. * much changes: ______
19. * complete new field: ______
20. (*) classic: ______

## Lernphase 1

1. Welche Unterschiede gibt es zwischen *eminent – imminent* und *complementary – complimentary*?
2. Schlagen Sie die englischen Wörter *credible* und *credulous* in einem zweisprachigen Wörterbuch nach. Welche Bedeutungen finden Sie?
3. Wie heißt *genial* auf Englisch? Wie übersetzt man *ingenious* und *ingenuous* ins Deutsche?
4. Wie übersetzt man die leicht zu verwechselnden Paare *exceptional – exceptionable* und *definite – definitive* ins Deutsche?
5. *Bis* kann im Englischen mit *till, until* und *by* übersetzt werden. Wie werden die verschiedenen Wörter benutzt? (vgl. Text 13, Lernphase 2).
6. Wie unterscheiden sich die Wörter *ensure, insure* und *assure*?
7. Zu der Schreibung *excess* (Übermaß, Überschuss, Exzess) für *access* (Zugang, Zutritt, Zugriff) kann es aufgrund einer deutschen Aussprache von /æ/ als /e/ kommen.
8. Wie unterscheiden sich *entrance* und *entry*? Welche spezielle lexikographische Bedeutung hat *entry*?

## Lernphase 2

1. Beim Plural auf <s> oder in der 3. Person Singular muss nach Zischlauten (*sibilants*) ein <e> eingefügt werden: *Englishes, hatches, masses, loses, finishes.*
2. *Texte* kann mit *texts* übersetzt werden. Wann werden die Wörter *lyrics* und *words* gewählt?
3. Wie unterscheiden sich *classic* und *classical*?
4. Wie unterscheiden sich *born – borne* und *conscience – consciousness*?
5. **Speach* (aufgrund der Analogie zu *speak*) für *speech* und (*) *quiet* (aufgrund der lautlichen Nähe) für *quite* sind oft Flüchtigkeitsfehler.
6. Meist ist **much changes* für *many changes* bei fortgeschrittenen Lernenden ein Flüchtigkeitsfehler, der aber nichtsdestotrotz immer wieder auftritt.
7. Im Englischen muss die markierte Adverbform mit *-ly* benutzt werden, es muss also *...completely new field of words...* heißen.

Anmerkung:
In dem Text befinden sich viele Wörter, die manchmal die gleiche und manchmal scheinbar die gleiche lateinische (oder germanische) Wurzel haben, die aber verschiedene Bedeutungen haben. Die vom Lateinischen abgeleiteten Wörter sind sog. *hard words,* die leicht verwechselt und daher auch *confusibles* genannt werden.

## Übungsphase 1

Übersetzen Sie ins Englische:

1. Diese Person hat eine leichtgläubige Öffentlichkeit um Millionen von Pfund betrogen.
2. Die Leute am Tatort sind im allgemeinen glaubwürdige Zeugen.
3. Der Computer und der menschliche Verstand haben verschiedene, aber sich ergänzende Fähigkeiten.
4. Dein Chef machte einige sehr schmeichelhafte Bemerkungen über deine Leistungsfähigkeit.
5. Sir Norman Foster ist ein herausragender Architekt.
6. Für die Firma besteht die drohende Gefahr des Zusammenbruchs.
7. Das ist ein genialer Plan.
8. Du weißt doch, was sie im Schilde führen. Sei nicht so naiv!
9. Ich kann nichts Anstößiges an diesem Programm sehen.
10. Er ist eine Person mit einem außergewöhnlichen Verstand.
11. In jenem Jahr sahen die Eltern eine deutliche Veränderung bei ihrer Tochter.
12. Sie hat ein maßgebliches Buch über dieses Thema geschrieben.
13. Diese Dokumente müssen bis zum nächsten Freitag fertig sein. Mit anderen Worten, Sie haben bis Freitag Zeit.
14. Können Sie sicherstellen, dass der Hund nicht ausbricht?
15. Hast du den Inhalt des Hauses versichert?
16. Ich versichere dir, dass dieses Dokument echt ist.
17. Hast du Zugang zum Internet?

## Übungsphase 2

Übersetzen Sie ins Englische:

1. Wir brauchen eine freie Presse, um Exzesse der Regierung einzuschränken.

2. Ein Leuchtturm zeigt die Einfahrt zum Hafen an.
3. Der Eintritt ins Museum ist frei.
4. Linguisten gebrauchen den Ausdruck ‚Englishes', wenn sie über die verschiedenen nationalen Varietäten des Englischen sprechen.
5. Die Musik und der Text wurden von einer jungen Irin geschrieben.
6. Das ist ein klassisches Beispiel seiner Dummheit!
7. Ich hasste klassische Sprachen in der Schule.
8. Die Menge trug ihn mit sich.
9. Sie ist 1999 geboren.
10. Sie hielt viele denkwürdige Reden, als sie jung war.
11. Es war sein schlechtes Gewissen, das ihn veranlasste, seine Hilfe anzubieten.
12. Ihr politisches Bewusstsein hat sich im Laufe der Jahre verändert.
13. Sie machte sich Sorgen, weil die Kinder so ruhig waren.
14. Sie war über die Nachricht ziemlich bestürzt.
15. Sie werden viele Veränderungen in Irland sehen.
16. Das war ein völlig neuer Ansatz.

# Text 19

Der folgende Text kann, muss aber nicht, typische Fehler deutschsprachiger Lernender enthalten. Lesen Sie sich den Text durch und markieren Sie die Stellen, die Ihrer Meinung nach falsch sind.

## Cyber Utopia

Cyber utopians see the ongoing industrial revolution – the development of internet communication – as bringing huge awards in growth and productivity. The internet is the fastest-growing communication tool ever invented. The rapid growth of this technique is due to the great advances made in computing power and falling costs. As comparison, if the car industry had experienced the same kind of growth in productivity as the computer industry since 1990, a car would now cost fewer than a pound or two!

However, a recent UN report has revealed that it is the rich who will benefit of this revolution and the poor who will be marginalised. We should remind that about 80 % of the world population has never even used a telephone or handy, let alone sent an email.

Most internet users live in the west, and big numbers of them have a university degree. The US have more computers than the rest of the world combined and still cling on to the IANA (Internet Assigned Numbers Authority) contract, which controls the dominant database of all domain names, but has faced increased pressure post-Snowden. These differences are even more marked if we consider the availability of the basic building blocks of the new technique ie telephone lines, not to mention logging-on capabilities. The industrialised countries with 15% of the world population have almost 90% of all internet users.

The developed world could, of course, help to supply the technique to the underdeveloped countries by way of massive subventions. But assuming the technique were available, the problems of literacy and basic computer skills remain, apart from the fact that most websites are in English – a language understood by only one of ten people of the world. The UN report shows that a typical internet user is an under 35, urban-based and English-speaking male. This is indeed a very small minority.

The gap between "haves and have-nots" is becoming a gap between "knows and know-nots". The creation of wealth is now knowledge-based. For example, writing computer programs and cracking genetical codes are replacing the command of machinery as the path to economical power. Those left out of this development are falling further and further behind. And market forces will not redress the balance. The answer seems to lie in tackling the deficit in education in the third world and extending the employment of the internet to cover the needs of underdeveloped countries.

On the 25th anniversary of its start, the British computer scientist Tim Berners-Lee, who is creditted with inventing the World Wide Web, called for an online "Magna Carta" to protect and enshrine the independence of the medium and the rights of its users worldwide. This could perhaps have some benefit for users in the third world.

Haben Sie in dem Text Fehler gefunden? Zur Kontrolle bitte umblättern.

## Fehlerliste

Auf dieser Seite finden Sie die Liste der Fehler. Arbeiten Sie zunächst die Lern- und Übungsphasen durch und setzen Sie danach die korrekten Formen *im Sinnzusammenhang* in die dafür vorgesehenen Schreibräume unten ein.

1. (*) awards: ______________________________
2. (*) technique: ______________________________
3. * as comparison: ______________________________
4. (*) fewer than: ______________________________
5. (*) benefit of: ______________________________
6. (*) remind: ______________________________
7. (*) handy: ______________________________
8. (*) big numbers: ______________________________
9. (*) underdeveloped: ______________________________
10. * the US have...and cling: ______________________________
11. ? subventions: ______________________________
12. * one of ten: ______________________________
13. (*) of the world: ______________________________
14. * genetical: ______________________________
15. (*) economical: ______________________________
16. (*) employment: ______________________________
17. * creditted: ______________________________

## Lernphase 1

1. Welcher Unterschied besteht zwischen *award* und *reward*?
2. Erklären Sie die Unterschiede zwischen *technique* und *technology* (vgl. Text 7, Lernphase 1).
3. Wie übersetzt man ins Englische *als Vergleich*, *als Beispiel* und *als Regel*?

4. Warum ist die Form *less than two pounds* korrekt?
5. Welche Unterschiede bestehen zwischen *benefit of* und *benefit from*?
6. *Sich erinnern an* ist *remember* und *jn. an etwas erinnern* ist *remind*. Bilden Sie je zwei Beispielsätze.
7. Das im Deutschen benutzte Wort „Handy" ist ein Pseudo-Anglizismus. Unter Pseudo-Anglizismus versteht man Wörter, die dem Anschein nach authentische bzw. auch echte englische Wörter wiedergeben. Es stellt sich aber heraus, dass einige der Pseudo-Anglizismen im englischen Original eine andere Bedeutung haben oder gar nicht existieren. Neben „Handy" finden sich im deutschen Sprachgebrauch u.a. Beispiele wie „Smoking" (= *dinner-jacket, tuxedo, tux*), „Oldtimer" (= *vintage car, veteran car*), „Menu" (= *set meal, set lunch*), „Chef" (= *boss, superior, supervisor*) und „Dressman" (= *male model, male mannequin, male fashion model*). Welche der genannten Pseudo-Anglizismen existieren mit welcher Bedeutung im Englischen und welche existieren im Englischen nicht?

## Lernphase 2

1. Wie unterscheiden sich im Englischen *big*, *great* und *large*? Nennen Sie typische Kollokationen.
2. *The US* bzw. *the U.S.* und *the USA* bzw. *the U.S.A.* wird als politische Einheit gesehen und dementsprechend folgt ein Verbanschluss im Singular (Sinnkongruenz).
3. Es ist heutzutage natürlich politisch inkorrekt, von „unterentwickelten Ländern" zu sprechen. Im Englischen spricht man von *developing countries*. Nennen Sie weitere Beispiele für politisch korrekte Sprache im Englischen.
4. *Subventionen* sind im Englischen *subsidies*. Allerdings ist im zunehmenden Maße auch das Wort *subventions* zu hören. Es gilt, hier eine Entwicklung zu beobachten (s. auch *sympathetic* = „sympathisch").
5. *Einer von zehn* ist im Englischen *one in/out of ten*.
6. Wann benutzt man *of the world* und wann *in the world*?
7. Das Adjektiv ist *genetic* im Englischen.
8. Zu den *confusibles* gehören auch *economic* und *economical*. Wie unterscheiden sich die beiden Wörter? (vgl. Text 11, Lernphase 2 im Lösungsteil)

9. Der falsche Gebrauch von *employment* für *use* kann auf Intraferenz oder auch auf Interferenz vom Französischen beruhen. In welchem Zusammenhang wird *employment* in der Regel benutzt?
10. Die korrekte Schreibung ist aufgrund der Betonung *credited.* Bei dem Wort *benefit* finden sich allerdings neben der sehr viel häufigeren traditionellen Form *benefited* auch schon *benefitted.*

## Übungsphase 1

Übersetzen Sie ins Englische:

1. Er wurde für den Filmpreis ‚bester Schauspieler' nominiert.
2. Du verdienst eine Belohnung dafür, dass du so hilfreich bist.
3. Bei diesem Bild kombiniert der Künstler verschiedene Techniken.
4. Die Medizin macht extensiven Gebrauch von moderner Technik.
5. Als Vergleich könnte die Entwicklung des Fernsehens dienen.
6. Das Mietshaus kostete weniger als 350.000 Pfund.
7. Im Zweifelsfall sollten wir das zu seinen Gunsten entscheiden.
8. Viele Tausende profitierten schon von der neuen Behandlung.
9. Ich erinnere mich an sie.
10. Sie erinnerte mich an meine Tante.
11. Viele junge Leute benutzen Handys.
12. Hast du einen Kugelschreiber zur Hand?
13. Die Vereinigten Staaten von Amerika sind das reichste Land der Welt.

## Übungsphase 2

Übersetzen Sie ins Englische:

1. Eine große Anzahl von Menschen kann nicht mit dem Computer umgehen.
2. Sein Sinn für Gerechtigkeit ist unterentwickelt.
3. Einige Regionen sind noch unterentwickelt.
4. Den Entwicklungsländern sollte mehr Hilfe gegeben werden.
5. Wie üblich gab es keine Einigung über Agrarsubventionen.
6. Zwei von zehn Studierenden geben das Studium auf.
7. Wenn sie mich fragen würde, ob ich sie heiraten würde, wäre ich der glücklichste Mann der Welt.
8. Dieser Teil der Welt ist den Biologen sehr bekannt.

9. Der genetische Fingerabruck kann den Kriminologen sehr helfen.
10. Mein neues Auto ist ziemlich sparsam.
11. Die Experten erwarten kein Wirtschaftswachstum im nächsten Jahr.
12. Man sollte den verstärkten Gebrauch von Computern in den Schulen unterstützen.
13. War die Anwendung von Gewalt gerechtfertigt?

## Text 20

Der folgende Text kann, muss aber nicht, typische Fehler deutschsprachiger Lernender enthalten. Lesen Sie sich den Text durch und markieren Sie die Stellen, die Ihrer Meinung nach falsch sind.

### Big Brother *Is* Watching You!

The digital revolution including that genial invention, the internet, has brought about a more open society with unprecedented access to vast amounts of information. The downside of this development is the creation of a culture, where anything we do or write is available to anyone with the time or ingenuity to find it.

Increasingly, our every move is monitored discretely or otherwise: CCTV cameras record us, a swipe card is used to enter into work, telephone calls are recorded and emails stored, and our mobile phones send out signals providing a record of our movements. As recently as 2014, the head of the communication regulator in the UK warned that consumers are often blind to the risks posed by the use of internet-connected devices, cloud-based storage, wi-fi, hot-spots and other online services. Browsing the web leaves spurs which are easily accessible – peculiarly important if we browse at work. And cases revealing that web-based email services can be hacked into demonstrate that what you put into an email may become more or less public property. Experienced internet users will tell you that email should not be used for anything you would not put on a postcard or that might embarass you. This is especially true in offices, because it is argued that email ultimately belongs to the company as it pays the computers and telephone time. This, of course, raises the question of the extent to which employers should be allowed to monitor email.

The Human Rights Act ensures that office staff and personnell everywhere will have to be told if their employers are monitoring their emails. Many employers, seen by their employees as being scrupulous, already do so, but because email abuse on the side of employees is so widespread, it is not clear who needs protection most – employers or employees. Examples of abuse by staff include diffamation of competitors by email, employees using email to book holidays, and the exchange of obsceen or abusive emails or harrassment by email. Employees have been fined and imprisoned for using emails to disseminate sexual and racist abuse. Another point is that web-based email, accessed by employees, can lead to viruses being downloaded into otherwise sure corporate networks. Regarding the question of employees' rights on privacy, US courts have taken the view that an employer's business interests override an employee's right on privacy. In Europe, the view tends to prevail that employees have a reasonable expectancy of privacy.

Those employers who do monitor use specialist software often entitled censorwear by employees. But software producers claim their produce protects equally against incomming obscenity, spam and mailbombing. It could also help prevent expensive mistakes to be made by employees involving, for example, sending confidential information to the wrong person. The best advice seems to be that as there is already only little controll about who reads what, you should never email anything you would not want to read in a newspaper with your name under it.

Haben Sie in dem Text Fehler gefunden? Zur Kontrolle bitte umblättern.

## Fehlerliste

Auf dieser Seite finden Sie die Liste der Fehler. Arbeiten Sie zunächst die Lern- und Übungsphasen durch und setzen Sie danach die korrekten Formen *im Sinnzusammenhang* in die dafür vorgesehenen Schreibräume unten ein.

1. (*) genial: ______
2. (*) discretely: ______
3. (*) enter into work: ______
4. (*) spurs: ______
5. (*) peculiarly: ______
6. * embarass: ______
7. (*) pays the: ______
8. * personnell: ______
9. (*) scrupulous: ______
10. (*) on the side: ______
11. * diffamation: ______
12. * obsceen: ______
13. * harrassment: ______
14. (*) sure: ______
15. (*) right(s) on: ______
16. (*) expectancy: ______
17. * censorwear: ______
18. (*) produce: ______
19. * incomming: ______
20. * prevents...mistakes to be made: ______
21. * controll: ______
22. * controll about: ______

## Lernphase 1

1. Was heißt das deutsche Wort *genial* im Englischen? Wie übersetzt man das englische Wort *genial* ins Deutsche?
2. Welche Unterschiede gibt es zwischen *discrete* und *discreet*?
3. Wann benutzt man *enter into* und wann *enter sth.*?
4. Das englische Wort *spur* bedeutet *(Reit)Sporn, Ansporn, (Berg) Vorsprung, Zubringerstraße, Nebengleis.* Das deutsche Wort *Spur* kann mit *trail* (Fußspur), *track* (Reifen- und Tierspur), *trail* (Leuchtspur, Fährte, Blutspur), *scent* (bei der Jagd), *lane* (Fahrspur), *skid mark* (Bremsspur), *track* (Diskette, Kassette, Tonbandspur), *gauge* (Spurweite), *groove* (Rille in der Technik allgemein), *trace* (Anzeichen, Rest, kleine Menge), *touch* oder *hint* (winzige Menge) und *dash* (Prise/Spritzer/Schuss im gastronomischen Bereich) übersetzt werden.
5. *Peculiar* und *particular* werden manchmal verwechselt. *Peculiar* heißt *eigen(tümlich), seltsam, absonderlich* und *particular* heißt *einzeln, speziell, besondere.*
6. Die korrekte Schreibung ist *embarrass.*
7. Wann sagt man *pay for sth.* und wann *pay sth.*?
8. Die korrekte Schreibung ist *personnel.* Die *Personalabteilung* wird heutzutage in der Regel mit *human resources (department)* übersetzt.
9. Was heißt *skrupellos* auf Englisch?

## Lernphase 2

1. *On the side of* heißt u.a. *auf der Seite von* (meist konkret). *On the part of* bedeutet *seitens.*
2. *Diffamierung, Verleumdung* ist im Englischen *defamation.*
3. Lernen Sie die korrekten Schreibungen von *obscene* und *harassment.*
4. Welche Übersetzungen finden Sie für *sicher* (Adj.)?
5. *Recht(e) auf, Anspruch auf, Anrecht(e) auf* ist im Englischen *right(s) to.*
6. Wie unterscheiden sich *expectancy – expectation* und *produce* (n.) – *product* (n.)?
7. Die korrekte Schreibung ist *censorware.*
8. *Incomming* für *incoming* ist in der Regel ein Flüchtigkeitsfehler. Manchmal beruht dieser Fehler auch auf einer falschen Analogiebildung zu Wörtern wie *summing, humming* und *swimming.*

9. *Jn. daran hindern, etwas zu tun* ist im Englischen *prevent sb. (from) doing sth.*
10. Die korrekten Schreibungen sind *control*, *controls*, *controlling* und *controlled*. Die Übersetzung von *Kontrolle über* lautet *control of/over*.

## Übungsphase 1

Übersetzen Sie ins Englische:

1. Das ist eine geniale Art, um viel Geld zu machen.
2. Sie sagte es mit einem freundlichen Lächeln.
3. Es ist nicht meine Absicht, in die politische Debatte einzutreten.
4. Als sie das Zimmer betrat, machte sich Schweigen breit.
5. Nach drei Jahren in England hatte er jegliche Spur seines deutschen Akzents verloren.
6. Er war besonders nervös.
7. Sie hatte sich höchst eigenartig benommen.
8. Es gab eine Serie von Enthüllungen, welche die Regierung in eine peinliche Lage versetzten.
9. Ich bezahle das Bier.
10. Sie bezahlt die gesamte Rechnung.
11. Das ganze Personal soll eine Gehaltserhöhung erhalten.
12. Einige Politiker sind skrupellos.
13. Meinerseits war es wahrscheinlich ein dummer Fehler.

## Übungsphase 2

Übersetzen Sie ins Englische:

1. Ich bin auf deiner Seite.
2. Verleumdung von Kollegen war in diesem Betrieb ziemlich normal.
3. Er machte eine obszöne Geste.
4. Mobbing am Arbeitsplatz verbreitet sich immer mehr.
5. Das Recht auf Arbeit ist grundlegend.
6. Seine Erwartungen waren völlig übertrieben.
7. Die Lebenserwartung ist in den letzten hundert Jahren enorm gestiegen.

8. Der Gebrauch von Überwachungssoftware scheint undemokratisch zu sein.
9. Kann man landwirtschaftlichen Produkten noch trauen?
10. Die Nachfrage nach Produkten wie Kohle und Stahl fällt.
11. Die ankommenden Telefonate werden zensiert.
12. Ich hinderte ihn daran, einen Fehler zu machen.
13. Sie hatte die volle Kontrolle über ihr Leben.

# LÖSUNGEN

## Text 1

### Fehlerkorrektur

1. *opinion* 2. *pronunciation* 3. *lexis* 4. *a/one hundred* 5. *per cent/ percent* 6. *have difficulty/difficulties (in) recognizing* 7. *always* 8. *students' performance* 9. *make mistakes* 10. *typical of* 11. *cannot entirely be blamed either* 12. *overlook/miss* 13. *frankly speaking* 14. *it is high time* 15. *published* 16. *correct texts properly* 17. *developed* 18. *among others/among other things* 19. *a heavy smoker* 20. *Athens* 21. *carry coals to Newcastle*

### Lernphase 1

1. Meinung = *opinion* · Lexik = *lexis* · typisch für = *typical of* (Merke: ?*typical for* ist noch strittig) · Fehler machen = *make mistakes* · es ist höchste Zeit = *it is high time* (Verb steht danach im **past tense**!) · Eulen nach Athen tragen = *carry coals to Newcastle* · übersehen = *overlook, miss.*
4. Im Singular steht nach dem Nomen ein Apostroph, danach folgt ein *s*. Bei Wörtern, welche den Plural auf *-s* bilden, folgt der Apostroph dem *s*.
   **Beispiele:** *the boy's coat, the girls' hats.*
   Bei Wörtern, welche den Plural auf *-n* bilden, wird nach dem Wort ein Apostroph gesetzt, danach das *s*.
   **Beispiele:** *men's trousers, children's toys.*
   Bei Eigennamen auf *-s* steht vorzugsweise ein Apostroph und ein *s*, häufig aber nur ein Apostroph.
   **Beispiele:** *Dickens's/Dickens' novels, Mr Jones's/Jones' house.*
5. Anders als im Deutschen kann im Englischen der unbestimmte Artikel bei 100 und 1000 nicht weggelassen werden. Im Singular heißt es im Englischen immer *a hundred* und *a thousand* bzw. betont *one hundred* und *one thousand.*
6. *Prozent* ist im Englischen *per cent* oder *percent.*

### Lernphase 2

1. – *I can't swim either.*
   – *Neither can my friend/Nor can my friend/My friend can't either.*

3. Endkonsonaten werden in der Regel bei zwei- und mehrsilbigen Wörtern vor vokalisch anlautender Silbe verdoppelt, wenn die letzte Silbe des Basiswortes betont ist.
   **Beispiele:** *pre'fer – preferred, re'gret – regretting, under'cut – undercutting.*
   Das Wort *de'velop* wird nicht auf der letzten Silbe betont, deshalb muss es *developing* und *developed* heißen.
   Neben einigen Ausnahmen sind vor allem Wörter auf *-l* zu nennen, die im BrE (nicht aber im AmE!) den Endkonsonanten verdoppeln wie beispielsweise *travelled* oder *travelling.*
4. Einige Beispiele für Kollokationen sind
   Adjektiv+Nomen: *beautiful girl/woman/lake/sunset – handsome man/woman (= good-looking in a strong, healthy way)/reward/ gesture.*
   Verb+Nomen: *do a lot of damage/one's duty/wrong – make trouble/a lot of noise/one's bed.*
   Präposition+Nomen: *in the street/field/picture/country*
   Merke: ?*on the street* ist noch strittig.
5. *Richtig* kann u.a. mit *right* (oft: „was recht oder angebracht ist"), *correct* (oft: „fehlerfrei in Übereinstimmung mit einem Standard oder der Wahrheit") und *proper* (oft: „passend, wie es sich gehört, recht") übersetzt werden.
   **Beispiele:**
   *right: right thing/train/people/man/woman/place*
   *correct: correct pronunciation/grammar/manners/dress/behaviour*
   *proper: proper study of mankind/word/course/doctor/job*
7. Athen = *Athens*, Brüssel = *Brussels*, Marseille = *Marseille/Marseilles*, Neapel = *Naples*

## Übungsphase 1

1. *In my opinion, she is making a very good job of it.*
2. *She has always loved him.*
3. *The pupils'/students' pronunciation is not bad.*
4. *It is typical of him to be impolite.*
5. *You have made several spelling mistakes.*
6. *I cannot (come) either./Neither can I./Nor can I.*
7. *Non-natives often have difficulty/difficulties (in) pronouncing English correctly.*
8. *Legally speaking, the government has/have not made a mistake.*
9. *Frankly speaking, he is simply not honest.*

## Übungsphase 2

1. *It is high time (that) we sold the car.*
2. *She did not pronounce the sentence correctly.*
3. *If you want to learn English properly, you should go to England.*
4. *As Geoffrey rightly said, the arts/humanities are often underfinanced.*
5. *In the last few years, tourism in Berlin has developed considerably.*
6. *He is a heavy smoker.*
7. *To carry coals to Newcastle.*
8. *I am competent enough to use English proverbs properly/correctly.*
9. *Poland is 90 per cent/percent Catholic.*

## Text 2

### Fehlerkorrektur

1. *taking their final school exams* 2. *I recently read* 3. *information* 4. *most courses* 5. *good at* 6. *grammar school* 7. *affecting* 8. *phenomenon* 9. *receiving* 10. *grant/scholarship* 11. *their studies* 12. *all (that)*

### Lernphase 1

1. Gymnasium = *grammar school* (BrE), *high school* (AmE) · Phänomen = *phenomenon, (pl.) phenomena* · Stipendium = *grant, scholarship* (im Sinne von „Preis“).
2. *I paid my debts recently. I recently published a new book.* („vor kurzem“, Englisch auch *not long ago*) – *What have you been doing recently? I have not seen her recently.* („in letzter Zeit“)
3. Typische Konstruktionen mit *werden* sind im Englischen:
   *become angry/famous/a habit/a teacher*
   *come apart/true/open/loose*
   *fall ill/asleep/a victim to*
   *get cold/drunk/tired/old*
   *go bad/mad/bankrupt*
   *grow tired/old/desperate/fat*
   *turn pale/grey/sour/Protestant*
5. Mit dem Wort *information* sind folgende Konstruktionen möglich: *She did not give me much information. This is important information. Can you please give me a bit/word/piece of information.*
6. *gymnasium, (pl.) gymnasiums* bzw. *gymnasia* (Kurzformen *gym, gyms*) = Turnhalle, Sporthalle · *stipend* = Gehalt (bes. von Geistlichen) · *their study* = ihr Arbeitszimmer · *become* = werden.

### Lernphase 2

3. *Affect* wird sehr häufig als Verb gebraucht und zwar in der Bedeutung von *cause, change, influence, arouse feelings*. Als Nomen wird es in der Regel nur von Psychologen bzw. bei psychologischen Sachverhalten verwendet im Sinne von *the emotional side of behaviour*. *Effect* wird normalerweise als Nomen verwendet und zwar in der Bedeutung *result*. Als Verb wird es nur selten

gebraucht. Es ist beschränkt auf sehr formelle Situationen und bedeutet dann *bring about, cause.*

**Beispiele:**

*affect: Smoking affects health. She was deeply affected by the news of his accident.*

*effect: Production was halted until repairs could be effected. We have tried our best to effect a reconciliation between the two parties.*

4. *I have not finished my studies yet. How are your medical studies progressing?*
5. *Das meiste/am meisten* wird in der Regel mit *the most* wiedergegeben.

   **Beispiele:** *He usually talks the most. The most my mother ever earned in one week was eighty pounds.*

   *Die meisten* im Sinne von „die Mehrheit" heißt im Englischen *most.*

   **Beispiele:** *Most people work hard in this country. Most children like to play a lot.*
7. Einige typische Kollokationen mit *do, make, take* und *go* sind:

   *do a play/one's military service/a translation/one's hair/a sum/the housework/homework/the cooking/the shopping/German/the talking/sport.*

   *make a dress/bread/cars/tea/coffee/peace/a fuss/progress/a noise/a journey, journeys/money/a mistake, mistakes/a plan, plans/a remark, remarks.*

   *take a trip to/a walk/an exam/a photo/a break.*

   *go on holiday/on a cruise/for a walk/on a world tour.*

## Übungsphase 1

1. *I have worked/have been working a lot recently/lately/of late.*
2. *My girlfriend visited me recently/not long ago/the other day* („neulich").
3. *How can you/one explain these phenomena?*
4. *Many parents send their children to (a) grammar school.*
5. *The leaves are turning yellow.*
6. *The milk (has) turned sour.*
7. *She wants to become a doctor.*
8. *She became/got very angry with him.*
9. *Many students can only study if they get a grant/scholarship.*
10. *The information in the newspaper was incorrect/not correct/wrong.*

## Übungsphase 2

1. *Many pupils/students are good at French.*
2. *She (has) successfully completed her medical studies.*
3. *Most people can read these days/nowadays.*
4. *I believe everything (that) he said.*
5. *All that glitters is not gold.*
6. *The pupils/students always take their final examinations in (the) summer.*
7. *She is better at physics than (at) Spanish.*
8. *My study is very small.*
9. *I am not surprised that your studies are suffering (because of that).*
10. *Will the strike affect the price of coal?*

## Text 3

### Fehlerkorrektur

1. *on principle* 2. *preferable* 3. *less...than* 4. *such a huge choice/so huge a choice* 5. TV *programmes* 6. *particularly high proportion* 7. *harmful to* 8. *they don't notice* 9. *life on the screen/real life* 10. *sensitive children* 11. *often have nightmares* 12. *stage* 13. *committees* 14. *steps to take* 15. *it is (to be) feared/we fear*

### Lernphase 1

1. sensibel = *sensitive* · Stadium = *stage.*
2. *principal* = adj. hauptsächlich, Haupt -; n. Direktor/in (AmE), Hauptdarsteller/in, Solist/in
3. Endbetonte zweisilbige, auf einen Konsonanten ausgehende Wörte verdoppeln den Endkonsonaten bei vokalisch anlautender Silbe. Die aufgeführten Schreibungen *prefers* /prɪˈfɜːz/, *preferring* /prɪˈfɜːrɪŋ/, *preferred* /prɪˈfɜːd/ und *preferable* /ˈpref(ə)rəbl/ sind alle korrekt.
6. Die AmE Schreibung ist *program*, während die BrE Schreibung *programme* lautet. In der Computersprache findet sich im BrE auch die Schreibung *program.*
7. *sensible* = vernünftig · *stadium, (pl.) stadiums* bzw. *stadia* = Stadion.

### Lernphase 2

2. „Schädlich für" und „Schritte unternehmen" sind im Englischen *harmful to* und *take steps.*
4. *Bemerken* kann u.a. folgendermaßen übersetzt werden:
   – im Sinne von „wahrnehmen" = *notice*
   *Did you notice anyone leave/leaving the house? I noticed that she was very nervous.*
   – im Sinne von „äußern" = *remark*
   *He remarked that it was getting late. As Stephenson remarked, "To travel hopefully is a better thing than to arrive."*
   – im Sinne von „merken" = *realize/-ise*
   *I did not realise you lived so close. He realised the significance of what she was trying to do.*

5. Ohne Artikel stehen im Englischen
   1) Abstrakta wie z.B. *art, history, literature, peace* und *science* 2) Gebäudebezeichnungen im Sinne einer dort üblichen Verrichtung wie z.B. *church, college, hospital, prison* und *university* (Merke: im AmE teilweise auch mit bestimmtem Artikel wie in *the hospital* und *the university*, wobei letztere Form auch schon im BrE zu finden ist) 3) Kollektiva (Sammelnamen) wie z.B. *mankind, Christendom* (= Christenheit), *posterity* und *society* 4) Stoffnamen (bei allgemeiner Verwendung) wie z.B. *iron, gold, wheat* und *bread* 5) als einzige Gattungsnamen im Singular *man* und *woman*.
8. *Komitee* unterscheidet sich vom englischen Wort *committee* in Schreibung und Aussprache (/kəˈmɪti/). Dem Wort *committee* kann sowohl das Verb im Singular (**formale Kongruenz/grammatical concord**: „die Gruppe als Einheit") als auch im Plural (**Sinnkongruenz/notional concord**: „einzelne Mitglieder einer Gruppe") folgen.
   *Kommando, Kommerz, Komödie* und *Adresse* sind im Englischen *commando, commerce, comedy* und *address*.

## Übungsphase 1

1. *I will not take part in the meeting on principle.*
2. *What is the name of your headmaster* (AmE *principal*)?
3. *Gradual change is preferable to sudden change.*
4. *I prefer not to think about it.*
5. *I will earn less money this year than last (year).*
6. *I had not expected such a big crowd/so big a crowd.*
7. *Such lovely weather is rare in England.*
8. *This TV programme may be harmful to children.*

## Übungsphase 2

1. *Everyday life can often be boring.*
2. *He often has strange dreams.*
3. *Sensitive people often have a vivid imagination.*
4. *It is (to be) feared that he could/might fail at this stage.*
5. *The football stadium was fuller/more crowded than usual.*
6. *"My sister is a great help to me", he remarked.*
7. *This committee is difficult to work with./It is difficult to work with this committee.*
8. *I did not notice her yesterday.*

## Text 4

### Fehlerkorrektur

1. *an educational experiment* 2. *the lives of thousands of people* 3. *doctorates* 4. *centres* 5. *devotes itself to teaching* 6. *exercises* 7. *working closely with the BBC* 8. *superior to* 9. *available to* 10. *personal contact* 11. *on the Internet* 12. *Students also have the opportunity* 13. *few buildings* 14. *consistently* 15. *who left school* 16. *an MA* 17. *50,000* 18. *fortieth.* 19. *anniversary*

### Lernphase 1

1. Promotion („Doktorwürde") = *doctorate* bzw. *PhD* · konsequent (im Sinne von „beharrlich") = *persistent* · konsequent (im Sinne von „folgerichtig") = *consistent* · konsequent (im Sinne von „streng, hart") = *rigorous.*
4. AmE *color, traveled/traveling* und *defense* werden im BrE *colour, travelled/travelling* und *defence* geschrieben.
5. Nach *devote oneself to* steht folgende verbale Konstruktion: *devote oneself to doing sth.*
   **Beispiele:**
   *They have devoted all their time to helping the sick. She has devoted her life to earning more and more money.*
8. Andere Beispiele sind u.a. *inferior to, senior to, junior to, prior to.*
9. *Our advanced technology is available to all students.* (Merke: Bei Bezug auf Personen erfolgt die Präposition *to*, bei Dingen wird *for* benutzt wie beispielsweise *This equipment is available for use by the public* oder *She is not available for comment*).
10. Siehe Text 12, Lernphase 2, Nummer 7 im Fehlerteil und Text 3, Lernphase 2, Nummer 5 im Lösungsteil. Bei einer näheren Bestimmung wie in dem Satz *The personal contact we enjoyed in the team was important to us* steht der bestimmte Artikel.

### Lernphase 2

1. *promotion* = Beförderung, Förderung, Werbekampagne · *consequent* = folgend, sich ergebend, logisch · *consequently* = folglich.

3. Als allgemeine Regel gilt, dass Adverbien entweder vor dem Verb, zwischen Hilfsverb und Verb oder zwischen *be* und Adjektiv stehen: *She always reads at night. He has always read at night. He is always sleepy* (s. auch Text 3, Lernphase 2, Nummer 6 im Text).
4. *A few buildings* bzw. *a few friends* kann übersetzt werden mit *einige/ein paar Häuser/Freunde. Few buildings* bzw. *few friends* sind *wenige Gebäude* bzw. *wenige Freunde.*
5. Siehe zunächst Text 3, Lernphase 2, Nummer 5 im Lösungsteil. Die allgemeine Regel lautet, dass Gebäudebezeichnungen im Sinne einer dort üblichen Verrichtung ohne den Artikel stehen: *I go to school.* Bei konkreter Bedeutung im Sinne eines bestimmten Gebäudes steht der Artikel: *The school I go to is old.*
   Abweichend von der ersten Regel finden sich u.a. neben *in hospital* auch *in the hospital* (AmE) und neben *at university* auch *at the university* (BrE, AmE).
6. Entscheidend für den Gebrauch von *a* und *an* ist die Aussprache des Anlauts des folgenden Wortes. Bei vokalischer Aussprache steht *an* (z.B. *an MP* /ən ˌem ˈpiː/, *an MA* /ən ˌem ˈeɪ/, *an MCP* /ən ˌemsiː ˈpiː/, *an sae* /ən ˌes eɪ ˈiː/ und *an only child* /ən ˌəʊnli ˈtʃaɪld/, bei konsonatischer Aussprache (auch /j/ und /w/) jedoch immer ein *a* (z.B. *a one-man show* /ə ˌwʌn mæn ˈʃəʊ/ und *a European* /ə jʊərəˈpiːən/).
9. birthday: *Happy birthday! It's my birthday today. For her hundredth birthday I bought her an electric blanket.*
   anniversary: *We celebrated our wedding anniversary in Paris. It's the twentieth anniversary of our country's independence. It's the hundredth anniversary of the composer's death.*

## Übungsphase 1

1. *The wealth of a nation often depends on its educational standards.*
2. *In this region, the lives of many people are threatened by air pollution.*
3. *It was also his wedding anniversary.*
4. *She received a lot of cards for her 18th birthday.*
5. *After the state's 40th anniversary celebrations had taken place, a peaceful revolution swept through the country.*
6. *A doctorate is the prerequisite for a successful career in chemistry.*
7. *She took a Spanish course to improve her chances of promotion.*

8. *I think you have to be persistent if you want to achieve a certain goal.*
9. *He is a consistent supporter of penal reform.*
10. *We will take rigorous action.*
11. *She devoted her life to helping the blind.*
12. *There are good chances of promotion in this firm.*
13. *The bank did not lend him any money. Consequently he went bankrupt.*

## Übungsphase 2

1. *Don't come too close*!
2. *She examined the photos very closely.*
3. *The computer is vastly superior to the book.*
4. *Where is the town centre*?
5. *We want to make our products available to a wider market.*
6. *Look at Exercise 18 in your book.*
7. *I cannot read the address on this envelope.*
8. *At that point, radio contact was broken.*
9. *Personal contact is very important in this firm.*
10. *At this university, every student can do a BA and an MA in history.*
11. *The town also has a few old buildings.*
12. *Only few buildings were destroyed during the war.*
13. *I hated school.*

## Text 5

### Fehlerkorrektur

1. *these days* 2. *to rise/The rise* 3. *used his imagination* 4. *space* 5. *casting a shadow over* 6. *His theory is that/it is estimated that* 7. *four hundred billion pounds* 8. *it would take twenty years* 9. *are sceptical* 10. *this is in the end*

### Lernphase 1

2. fly (tr.) – fly (intr.): *The pilot flew the plane to London. – The damaged aircraft was flying on only one engine.*
   work (tr.) – work (intr.): *They work us too hard in this office. – I work in a factory.*
   raise (tr.) – rise (intr.): *The king raised an army. – Smoke rose from the factory chimneys.*
   lay (tr.) – lie (intr.): *They laid the injured person on the grass. – They just lie on the beach all day.*
   fell (tr.) – fall (intr.): *The blow would have felled most men. – He fell off the ladder.*
   Anmerkung: Als Nomen wird *raise* nur im AmE verwendet („Gehaltserhöhung“ ist im BrE *pay rise,* im AmE *(pay) raise.*)
3. Phantasie = *imagination, fantasy* („Trugbild, Einbildung“, *pl.* „Phantasievorstellungen“).
   imagination: *The story shows plenty of imagination. He has got a vivid imagination.*
   fantasy: *The whole story was a fantasy. Let’s talk about Jane’s fantasies about a voyage up the Nile.*
5. *shade*: Schatten („schattiges Plätzchen, Kühle spendender schattiger Platz“): *I am too hot in the sun. Let’s go into the shade. They were sitting in the shade of the tree.*
   *shadow*: Schatten („scharf umrissener Schatten, der von jm./etwas geworfen wird“): *There was a car parked down the street in the shadow of a tree. The chair casts a shadow on the wall.*

### Lernphase 2

2. *take* kann mit *dauern* im Sinne von „benötigen, brauchen“ übersetzt werden: *It takes ten hours to fly to New York.*

last heißt u.a. *dauern* im Sinne von „andauern, anhalten“: *The hot weather lasted until October.*

3. *It would last twenty years* heißt im Deutschen *Es würde zwanzig Jahre halten/so bleiben/reichen/andauern.*
4. *Sceptic* (AmE *skeptic*) heißt im Deutschen *Skeptiker/in.*
5. *Sceptic* /ˈskeptɪk/ heißt *Skeptiker/in* und *septic* /ˈseptɪk/ heißt *septisch, vereitert.*
6. eventually: schließlich, endlich, nach langer Zeit, sich (als Folge) ergebend: *She worked so hard that eventually she made herself ill. After many attempts she eventually managed to get promotion.*
   finally: schließlich, endlich, zum Schluss, zuletzt, letztlich: *After several delays, the plane finally left at 7 o'clock. And finally, I would just like to say this.*
   at last: endlich, schließlich, zuletzt: *At last we found out what had really happened. He's here, at last.*
   after all: nach allem, immerhin, schließlich (im Sinne von „trotzdem“): *After all, she is your mother. I know they haven't finished the work, but, after all, they are very busy.*
   in the end: schließlich, endlich, letzten Endes: *What did you decide in the end? In the end, I decided to tell her.*
   *Finally* und *at last* haben die Grundbedeutung von „zuletzt“, *eventually* hat die Grundbedeutung von „schließlich noch“, *after all* bedeutet vor allem „immerhin“ und *in the end* bedeutet vor allem „letzten Endes“.

## Übungsphase 1

1. *These days, people don't eat as much meat as they used to.*
2. *The sun rises in the east.*
3. *She raised her hand.*
4. *He lives in a world of fantasy.*
5. *She has a vivid imagination.*
6. *I am too hot in the sun. Let's go into the shade.*
7. *As it grew dark, the shadows lengthened.*
8. *The space between the two cars was too narrow.*
9. *The satellite had been in space for two years.*

## Übungsphase 2

1. *She said that she would come early.*
2. *Is it true that you are getting marrried?*
3. *It takes forty hours to build this car.*
4. *His bad mood won't last.*
5. *Everyone says that our team will win, but I am sceptical.*
6. *The sceptic will argue against this plan.*
7. *I know that he hasn't finished the work, but, after all, he's very busy.*
8. *The pound has risen against the dollar.*

## Text 6

Hinweis: Diejenigen Sätze, die im formellen BrE verfasst und mit dem AmE identisch sind, werden nicht besonders gekennzeichnet.

### Übungsphase 1

1. *It is the house of which the roof is damaged* (fml., old-fashioned). *It is the house the roof of which is damaged. It is the house whose roof is damaged.* (infml.)
2. *A nurse has many duties to fulfil.* (BrE) *A nurse has many duties to fulfill.* (AmE, also BrE)
3. *Today's public is not interested in this issue. Today's public are not interested in this issue.* (BrE, infml.)
4. *This time, you have made fewer mistakes than last time. This time, you have made less mistakes than last time.* (infml.)
5. *Jane is not as tall as Margaret. Jane is not so tall as Margaret.*
6. *Everybody thinks he has a right to stay. Everybody thinks he or she has a right to stay. Everybody thinks they have a right to stay.* (infml.)
7. *I will communicate my views orally to the members of the committee. I will communicate my views verbally to the members of the committee.*
8. *Mary and Joan are quite different from each other. Mary and Joan are quite different to each other. Mary and Joan are quite different than each other.* (AmE)
9. *It is hoped that the students in this tutorial will pass the final test.* (fml.). *I hope that the students in this tutorial will pass the final test. The students in this tutorial will hopefully pass the final test.* (infml.)
10. *Many a student does not realize that he has (got) to work hard for exams. Many a student does not realize that he or she has (got) to work hard for exams.*

### Übungsphase 2

1. *Berlin's most famous monuments are situated in the centre of the city.*
2. *The museum's treasures can be viewed/are on view for the first time.*

3. *She spoke loudly and clearly. She spoke loud and clear.*
4. *They missed the ferry owing to the snow. They missed the ferry because of the snow. They missed the ferry due to the snow.*
5. *I want to drive quickly to Boot's/Boots' to pick up my prescription. I want to drive quickly to Boots to pick up my prescription* (infml.).
   Merke: *to Boot's/Boots'* sind im formellen Stil weiterhin die normalen Formen, *to Boots* ist im informellen Stil möglich; s. auch Text 9, Übungsphase 1, Nummer 7 im Lösungsteil).
6. *I do not dare to contradict. I do not dare contradict* (infml.). *I dare not contradict.*
7. *You do not need to follow her advice. You do not need follow her advice* (infml.). *You need not follow her advice.*
8. *The group's spokesman was extremely intelligent. The group's spokeswoman was extremely intelligent. The group's spokesperson was extremely intelligent.*
9. *I won't accept your offer at any price. No way will I accept your offer* (infml.). *There is no way I will accept your offer* (infml.).

## Text 7

### Fehlerkorrektur

1. *boasts the three busiest roads* 2. *busiest roads in the world* 3. *will be halved* 4. *solutions to this problem* 5. *be spent on* 6. *enthusiasts are pinning their hopes* 7. *new technology* 8. *being equipped* 9. *advice* 10. *braking the car* 11. *a couple of drinks too many* 12. *prevented (from) driving* 13. *out of the driver's hands*

### Lernphase 1

1. Technik = *technology* (im Sinne von „Technologie, Technik als Leistung der Zivilisation"), *technique* (im Sinne von „Methode, Verfahren, Technik").
   <u>technology</u>: *The system uses advanced computer technology. Our belief in the power of modern technology has been shaken.*
   <u>technique</u>: *They have developed a very sophisticated welding technique. She displayed a flawless technique.*
2. *boast sth.* = sich rühmen, stolz sein auf – *boast of/about sth.* = prahlen.
   *Boast sth.* drückt also eine neutrale oder positive Haltung aus, während *boast of/about sth.* eher eine negative Eigenschaft beschreibt.
3. Häufige Kollokationen mit *world* sind u.a. *all over the world, the whole world, worlds apart* und *on top of the world.*
   Nach superlativischem Adjektiv steht immer *in the world* (Der reichste Mann der Welt = *the richest man in the world*).
5. typisch für = *typical of* · charakteristisch für = *characteristic of* · gelten für = *true of/for* · ausgeben für = *spend on* · Lösung für (ein Problem) = *solution to (to a problem)* · Symbol für = *symbol of/for* · Beispiel für etwas/jn. = *example of sth./to sb.* · Zeichen für = *sign of* · Grund für = *reason for* · Beweis für = *proof of.*
   Achtung: In den Texten einiger britischer Linguisten wie Quirk, Crystal, Halliday etc. und in Sprachcorpora (z.B. *British National Corpus, The Bank of English, Corpus of Contemporary American English* und *Corpus of Global Web-Based English)* finden sich u.a. bereits auch ?*example for,* ?*proof for,* ?*typical for* und ?*characteristic for.* Hier ist eine Entwicklung im Gang, welche am Ende in einigen der obigen Fälle neben der Präpositon *of* mögli-

cherweise auch die Variante mit *for* zulassen wird. Die Kennzeichnung derartiger Formen geschieht in diesem Buch noch mit Hilfe eines Fragezeichens. Man sollte den oben genannten Fälle besondere Beachtung schenken (s. auch **Zur Problematik der Fehleridentifizierung und Korrektheit im modernen Englisch**).

6. Gegenteilige Beispiele sind *We are keeping an open mind, They vented their spleen on him* und *They can't put their finger on what's wrong.*

## Lernphase 2

1. Die Regel heißt, dass einfache, betonte Endkonsonanten vor vokalisch anlautender Endung verdoppelt werden. Es gibt aber auch Ausnahmen wie z.B. *travelled* (BrE), *worshipped* und *handicapped.*
   Die Vergangenheitsformen lauten *preferred, regretted, developed, travelled, worshipped* und *panicked.*
2. *A piece of advice on how to do something.* (Konstruktion ebenfalls: *Some advice on how to do something.*)
3. *Brake the car* heißt *den Wagen bremsen* und *break the car* bedeutet *das Auto* („Spielzeugauto") *kaputtmachen.*
4. *The centre forward has pulled a muscle. He has just played one game too many. Don't pay any attention to him, he's had one too many.*
5. *Unless we get more funding, we'll be prevented (from) finishing our experimental programme. My only idea was to prevent him (from) speaking in public.*
6. Der Unterschied besteht darin, dass mit *hand* natürlich nur eine Hand gemeint ist, während sich *hands* auf beide Hände bezieht. Im Text 7 ist *hands* angebracht, weil *hands* immer dann benutzt wird, wenn es metaphorisch im Sinne von Kontrolle/Verantwortung verwendet wird.

## Übungsphase 1

1. *Our street boasts the oldest houses in the town.*
2. *He is always boasting about his children.*
3. *She is the richest woman in the world.*
4. *We have now halved the time it takes to assemble a car.*

5. *There are no simple solutions to the unemployment problem.*
6. *What did you spend the money on?*
7. *They pinned their hopes on the new government.*
8. *If you want to learn to paint, I suggest you study Turner's technique.*
10. *This printing plant uses the most modern technology.*

## Übungsphase 2

1. *This is one of the well-equipped hospitals.*
2. *Can I give you a piece of advice? Can I give you some advice?*
3. *They want (to have) some advice on how to cope with the situation.*
4. *Be careful when you brake! You might stall the engine.*
5. *Father to son: "Don't break the car!"*
6. *He had had one drink too many.*
7. *They were prevented (from) demonstrating in the street.*
8. *She took the child by the hand.*
9. *The lovers stood in front of the shop holding hands.*

## Text 8

### Fehlerkorrektur

1. *what weather/such weather* 2. *set foot in* 3. *go on complaining* 4. *have noticed* 5. *are used to living* 6. *learn from archaeologists* 7. *threat to ancient Britons* 8. *dozens of animals* 9. *proof of* 10. *take advantage of* 11. *most of them*

### Lernphase 1

2 *She lived in Paris for years without ever setting foot in the Louvre. He was the first man to set foot on the moon.*

3. *Go on complaining* heißt im Deutschen *sich weiterhin beklagen* oder *fortfahren, sich zu beklagen*, hingegen wird *she/he went on to complain* mit *und dann beklagte sie/er sich* übersetzt. *He went on to say* heißt also *dann sagte er.*

5. Auf *used to* folgt ein Infinitiv, während nach *be used to* und *get used to* die Konstruktion Verb+ *-ing* steht.
   *used to do sth.* = früher mal etwas getan haben: *I used to go fishing.*
   *be used to doing sth.* = gewohnt sein, etwas zu tun: *I am used to working a lot.*
   *get used to doing sth.* = sich daran gewöhnen, etwas zu tun: *She is getting used to wearing her glasses.*

6. Das Englische *learn of/about sth.* heißt im Deutschen *erfahren, hören von* (= *become aware of sth. through information or observation*). *Learn from sb./sth.* kann mit *von jn./aus einer Sache lernen* (= *gain knowledge from sb., gain a skill by study or through experience*) übersetzt werden.
   **Beispiele**:
   *learn of/about*: *I am sorry to learn of/about your illness. They offered help as soon as they learnt of/about the accident.*
   *learn from*: *He has learnt from his mistakes. What can we learn from this woman?*

### Lernphase 2

1. *Threat of* (*a sign, warning, or possibility of coming danger*) heißt im Deutschen „Bedrohung von", *threat to* (*a person, thing, or idea regarded as a possible danger*) bedeutet „Gefahr für".

**Beispiele**:
threat of: *The clouds brought a threat of rain. The threat of bankruptcy hung over the company.*
threat to: *While the killer goes free, he is a threat to everyone in the town. Some people see the financial crisis as a threat to their jobs.*

3. *Proof of* ist im Deutschen *Beweis(e) für*. Im Englischen steht *proof* in dieser Bedeutung in der Regel im Singular. *Proof* bedeutet auch *Probe* und *Alkoholgehalt*. Außerdem heißt *proof/proofs* auch *Korrekturfahne(n)* und *Probeabzug/Probeabzüge*.
4. *Etwas ausnutzen* heißt im Englischen *take advantage of*.
   **Beispiele**: *You should take advantage of the fine weather. She took full advantage of the hotel's facilities.*

## Übungsphase 1

1. *What awful weather!*
2. *They were the first to set foot on the island.*
3. *They were the first to set foot out of the door.*
4. *They were the first Europeans to set foot in America.*
5. *They went on complaining despite the good economic situation.*
6. *She interrupted her speech and went on to complain about the economic situation.*
7. *"A good idea", she remarked.*
8. *She noticed that she had forgotten her keys.*
9. *We used to live in London.*
10. *They are used to having guests.*
11. *We are getting used to having guests.*

## Übungsphase 2

1. *He never seems to learn from his mistakes.*
2. *We learnt about/of our daughter's appointment on the way to Paris.*
3. *Air pollution is a threat to the whole of mankind/humankind.*
4. *There was a threat of rain.*
5. *There were/have been dozens of attempts at school reform.*
6. *Have you (got) any proof of his guilt?*
7. *I received the proofs yesterday.*
8. *You should take advantage of the fine weather.*
9. *Most people take their holidays in (the) summer.*

## Text 9

Hinweis: Diejenigen Sätze, die im formellen BrE verfasst und mit dem AmE identisch sind, werden nicht besonders gekennzeichnet.

### Übungsphase 1

1. *My aim in life is to be successful. My life's aim is to be successful.*
2. *I had (my) lunch after Jane had come back from shopping. I had (my) lunch after Jane came back from shopping.*
3. *It was not too hot. It wasn't too hot.* (infml.)
4. *We all had flu. We all had the flu.*
5. *I still had to go to the hairdresser's. I still had to go to the hairdresser.* (infml.)
6. *You had better stay at home. You better stay at home.* (infml.)
7. *I have (got) an account at Barclay's. I have (got) an account at Barclays'. I have (got) an account at Barclays.* (infml.)

### Übungsphase 2

1. *As far as the weather was concerned, last summer was fantastic. Weatherwise, last summer was fantastic.* (infml. BrE, AmE)
2. *Harrod's has sold more china this year than last (year). Harrods has sold more china this year than last (year).* (infml.) *Harrods have sold more china this year than last (year).*
3. *She then felt (that) she had to do something. She now felt (that) she had to do something.*
4. *It took me half an hour to get to the station. It took me a half hour to get to the station.* (BrE rare, AmE)
5. *She had passed her exam and went home happy. She had passed her exam and went home happily.*
6. *The woman entered the hotel, rather self-confident. The woman entered the hotel rather self-confidently.*
7. *I am looking forward to a five day stay in Munich. I am looking forward to a five-day stay in Munich. I am looking forward to a five days stay in Munich. I am looking forward to a five days' stay in Munich.*
8. *If I were an actor, I would only act in serious plays. If I was an actor, I would only act in serious plays.* (infml.)

## Text 10

### Fehlerkorrektur

1. *environmental pollution/stop pollution* 2. *looks grim* 3. *factories* 4. *what the earth will look like/how the earth will look* 5. *soon* 6. *a single/solitary tree* 7. *keep on worrying* 8. *environmentally friendly/ environment friendly* 9. *put it in* 10. *the engine of a car* 11. *comically* 12. *keep ourselves fit* 13. *nourished on* 14. *they will no longer be* 15. *allergic to* 16. *they are evolving lungs* 17. *tragic*

### Lernphase 1

1. Fabrik = *factory* (allg. Bezeichnung), *mill* (Papier-, Stahl-, Baumwollfabrik), *plant* (Produktionsanlage, Werk) · Motor = *engine* (vom Auto, Flugzeug), *motor* (elektr. Motor), *the driving force behind* (die treibende Kraft) · Lunge = *lungs.*
   **Beispiele**:
   *factory: He works in a car factory.*
   *mill: Paper is made in a paper mill.*
   *plant: They have just built a new chemical plant.*
   *engine: This car needs a new engine.*
   *lungs: Smoking is bad for your lungs.*
6. Das deutsche Wort *einzeln* kann im Englischen u.a. mit *individual* („eigen, individuell, separat"), *single* („einzig, Einzel-") und *solitary* („alleinstehend, einzig") wiedergegeben werden. Die Wörter *single* und *solitary* sind oft Synonyme.
   **Beispiele**:
   <u>*individual*</u>*: Each individual leaf on the tree is different. Review committees consider the cases of individual prisoners.*
   <u>*single*</u>*: We heard a single shot. We went there every single day.*
   <u>*solitary*</u>*: I remember that solitary ash tree by the lake. A solitary light burned dimly in the hall.*

### Lernphase 2

2. *We keep ourselves fit* bzw. *we keep fit* heißt „wir halten uns (selbst) fit", während *they keep us fit* mit „sie halten uns (also andere) fit" übersetzt wird. Im ersten Fall liegt eine echte Rückbeziehung

(**Reflexivität**) vor, d.h. die Handlung wird vom Subjekt an sich selbst vollzogen. Das zusammengesetzte Pronomen mit *-self* ist im obigen Fall fakultativ. Im zweiten Fall liegt keine Rückbeziehung vor, deshalb steht ein einfaches Personalpronomen.

4. In der Regel wird *nicht mehr* im Englischen mit *no longer* bzw. *any longer* übersetzt, wenn die Aussage rein zeitlich gemeint ist, hingegen steht *no more* bzw. *any more*, wenn eine quantitative/qualitative Aussage gemacht wird, welche auch den zeitlichen Aspekt miteinbeziehen kann.
   **Beispiele**:
   *no longer/any longer: She no longer lives here. I used to smoke 40 cigarettes a day, but not any longer!*
   *no more/any more: No more cake for me, thank you! They used to be good friends, but they don't like each other any more.*
5. *Allergisch gegen* heißt im Englischen *allergic to.*
6. *Lungs* heißt *die Lunge*, und *lung* bedeutet (*ein*) *Lungenflügel.* In Komposita findet man auch die Form ohne *s* wie beispielsweise *lung cancer.*
8. *Fabric* = Stoff(struktur) von Textilien, Gebäudestruktur, Gesellschaftsstruktur · *motor* = bes. Elektromotor, Auto (infml.).
   **Beispiele**:
   *fabric: These fabrics are specially imported from Spain and Italy. The entire fabric of the church needs renovation.*
   *motor: This lawn mower is driven by a small electric motor. Where did you buy your motor?*
   Stoff (im Sinne von „Textil") wird normalerweise mit *material* übersetzt wie in *She bought a few metres of dress material* und *What nice material*!

## Übungsphase 1

1. *She looked happy.*
2. *He looked at his daughter happily.*
3. *This fabric is made of nylon and wool.*
4. *Now we know what the surface of the moon looks like. Now we know how the surface of the moon looks.*
5. *Environmental pollution has now reached the North Pole.*
6. *She is an only child.*
7. *A single/solitary tree stood in the desert.*
8. *This product is environmentally/ecologically friendly/beneficial. This product is environment friendly.*

9. *His lungs were healthy.*

## Übungsphase 2

1. *She put the book in her briefcase.*
2. *The car engine was broken.*
3. *She wore clothes that were almost comically inappropriate.*
4. *Our young daughter keeps us fit.*
5. *He keeps (himself) fit by jogging a lot.*
6. *I don't drink beer any longer. I don't drink beer any more. I no longer drink beer.* (= Ich habe überhaupt aufgehört, Bier zu trinken.)
   *I can't/won't drink any more beer.* (= Ich habe schon viel Bier getrunken und kann jetzt kein Bier mehr trinken.)
7. *I am allergic to all kinds of pollen.*
8. *His case was tragic.*
9. *She kept on asking questions.*

## Text 11

### Fehlerkorrektur

1. *customs barriers* 2. *changes are to be expected* 3. *at the moment* 4. *at least three languages* 5. *business* 6. *reasons for* 7. *economic* 8. *competition* 9. *all over Britain* 10. *its teaching load* 11. *to lose touch* 12. *in other words* 13. *a Europeanised form* 14. *restricted to rural areas* 15. *others maintain/believe/feel*

### Lernphase 1

1. meinen (im Sinne von „behaupten") = *maintain*, meinen (im Sinne von „der Meinung sein") = *think* · Konkurrenz = *competition* · *mean* (v.) = bedeuten, beabsichtigen · *concurrence* = Zusammentreffen.
   **Beispiele**:
   *maintain: Throughout his trial he maintained his innocence.*
   *think: I think we should buy the house.*
   *competition: There was intense competition among the journalists to get the story.*
   *mean: What does it mean? I meant to tell you about it.*
   *concurrence: What an interesting concurrence of events.*
3. In dem Fall *changes are difficult to bring about* steht als Attribut immer der aktive Infinitiv nach prädikativ gebrauchten Adjektiven wie *difficult, easy, fit, good, hard, nice, pleasant* und *ready*.
   **Beispiele**:
   *This place is easy to reach.*
   *The question was hard to answer.*
   In dem Fall *changes are to be brought about* muss der passivische Infinitiv stehen. Abweichend vom Deutschen erfolgt eine passivische Infinitivkonstruktion nach den Verben *be, leave* und *remain.*
   **Beispiele:**
   *Her behaviour leaves much to be desired.*
   *This remains to be seen.*
   *He was not to be found anywhere.*
6. *At last* = endlich, schließlich, zuletzt – *at least* = mindestens, wenigstens.

7. *A lot of business* heißt *viel Geschäft* (im Sinne von „Verdienst, Arbeit, Kundschaft"). In dieser Bedeutung ist *business* nicht zählbar (**non-count**). *Lots of businesses* heißt *viele Läden, Geschäfte, Firmen*. In dieser Bedeutung ist *business* zählbar (**count**).

## Lernphase 2

1. *Economic* = nationalökonomisch, (volks)wirtschaftlich – *economical* = sparsam, haushälterisch.
3. <u>*it's*</u>: *It's raining. It's too small for me.*
   <u>*its*</u>: *The plan has its merits. The creature lifted its head.*
4. /ðə ˈbʌtən ɪz ˈluːs/· /aɪ ˈheɪt tə ˈluːz ˈbʌtənz /· /ˈkæn jʊ ˈpliːz ˈluːsən ðə ˈbʌtənz/.

## Übungsphase 1

1. *Many customs barriers have fallen in Europe in the past years.*
2. *Many changes are to be expected in Eastern Europe.*
3. *You can do business with us.*
4. *He runs several small businesses/shops.*
5. *The reason for his behaviour was not clear.*
6. *They did it for economic reasons.*
7. *This method of heating is very economical.*
8. *There is a lot of competition from abroad.*
9. *What an interesting concurrence of events.*

## Übungsphase 2

1. *Everywhere in Europe/All over Europe/In the whole of Europe, people were talking about the end of the Cold War.*
2. *It's his idea.*
3. *This is the most recent computer. Its performance is unbeatable.*
4. *He did not want to lose his patience.*
5. *Two buttons were loose.*
6. *In other words, he was just too lazy to learn the rules.*
7. *At last we found out what had really happened that night.*
8. *There will soon be a European passport.*
9. *Many people maintain that this illness is restricted to one section of the population.*
10. *She thinks that we should not spend so much money.*

## Text 12

### Fehlerkorrektur

1. *logical deduction* 2. *some people* 3. *novels/novel* 4. *altogether* 5. *nineteen plays/West End play/longest-running play* 6. *she was born* 7. *when she was a child* 8. *first marriage* 9. *marriage to Archibald* 10. *her husband's involvement/her husband's lover* 11. *suffered from amnesia* 12. *who was an archaeologist* 13. *the couple* 14. *travelled* 15. *the setting for* 16. *the setting for many of her plots* 17. *her grandson now runs the firm* 18. *her literary agent* 19. *on television* 20. *nostalgia* 21. *the elegant atmosphere* 22. *the good old days* 23. *testifies to her popularity*

### Lernphase 1

1. logisch = *logical* · Roman = *novel* · Stück (im Sinne von „Theaterstück“) = *play* · ein Paar = *couple* („Ehepaar“, auch „Pärchen“ wie in *a young couple*“) · *a pair* (zwei Dinge wie z.B. „ein Paar Schuhe“, auch „Tierpärchen“ wie in *breeding pair*) · mondän = *fashionable, elegant, chic.*
   **Beispiele**:
   *logical: His argument was not logical.*
   *novel: He has written ten novels.*
   *play: The drama society are going to put on a play.*
   *couple: The young couple decided to leave their village.*
   *pair: He bought three pairs of shoes.*
   *fashionable: He moves in fashionable circles.*
2. Der Plural von *person* ist normalerweise *people*. Die Form *persons* ist sehr formell und wird meist in offiziellen Kontexten verwendet wie z.B. in dem Satz *He is accused of conspiring with person or persons unknown.*
6. *wedding* = Trauung, Hochzeit (Zeremonie), Vermählung (Zeremonie) – *marriage* = Ehe, Ehe mit (*to*). *Meine Ehe mit John* heißt im Englischen *My marriage to John.*
8. *Leiden unter einer Krankheit* heißt im Englischen *suffer from a disease.*
9. *Ich bin Student* ist im Englischen *I am a student.* Abweichend vom Deutschen wird im Englischen der unbestimmte Artikel verwendet, wenn eine Person als Vertreter einer speziellen Gruppe

(z.B. Berufsgruppe, Nationalität, Religionsgemeinschaft, Partei) charakterisiert wird.

10. Die Schreibung *travelled* ist BrE, hingegen ist *traveled* im AmE üblich.

## Lernphase 2

1. *logic* = Logik · *roman* = Antiqua(schrift) · *Roman* = römisch, Römer(in) · *mundane* = schlicht und einfach, alltäglich, weltlich, profan.
   *logic: We have to accept the logic of his argument.*
   *roman: The words in the definition are set in roman type.*
   *Roman: This is an old Roman road.*
   *mundane: I lead a pretty mundane life – nothing interesting ever happens to me.*
10. *As* als Konjunktion kann u.a. mit *wie, während* oder *als* (bei Gleichzeitigkeit), *weil* oder *da* und *obwohl* übersetzt werden.
   **Beispiele**:
   *As I said in my last letter, I am taking the exam in June.*
   *He saw her as she was getting off the bus.*
   *As he has no car, he can't get there easily.*
   *Tired as I was, I tried to help him.*

## Übungsphase 1

1. *It is only logical that we must do something against environmental pollution.*
2. *All the people present were arrested.*
3. *I cannot follow his logic.*
4. *She wrote twelve novels.*
5. *The Romans occupied the whole of England/all of England.*
6. *This column is printed in roman type.*
7. *He played in fourteen test matches altogether.*
8. *She has written a new play.*
9. *Things were different when I was a child.*
10. *Nostalgia can be seen as a significant phenomenon of this decade.*

## Übungsphase 2

1. *I was born in London.*
2. *I travelled a lot when I was young.* (BrE) *I traveled a lot when I was young.* (AmE)
3. *There were a lot of guests at the wedding.*
4. *Her family disapproved of her marriage to John.*
5. *Her husband's reputation was excellent.*
6. *I sometimes suffer from backache.*
7. *My friend is an archaeologist.*
8. *They are a nice couple.*
9. *I have bought (myself) a pair of new shoes.*
10. *The setting for his plots was always Africa.*

## Übungsphase 3

1. *They run a small hotel.*
2. *Who is her literary agent?*
3. *Shakespeare's works will never lose their popularity.*
4. *I have finished my homework.*
5. *Where is the gas works?*
6. *Did you see the Prime Minister on television last night?*
7. *I cannot understand many people's nostalgia for the so-called good old days.*
8. *This place is very chic/elegant/fashionable.*
9. *He led a very mundane existence.*
10. *Her nervous behaviour testified to her guilt.*

## Text 13

### Fehlerkorrektur

1. *for example/e.g./eg* 2. *male* 3. *female* 4. *a lot of time* 5. *homework* 6. *have stopped doing homework* 7. *subjects such as/like maths and physics* 8. *expect single-sex schools to enable girls* 9. *current* 10. *quite* 11. *devote time to studying* 12. *example of* 13. *get boys used to reading* 14. *by the time* 15. *fourteen* 16. *in the near future/some time soon/soon* 17. *take/use...painkillers* 18. *have dieted/have gone on a diet/have been on a diet* 19. *brush their teeth* 20. *watch a lot of TV* 21. *discos* 22. *boyfriend*

### Lernphase 1

2. *male* = männlich („von männlichem Geschlecht") · *masculine* = männlich, maskulin (im Sinne von sog. „typisch männlichen Eigenschaften") · *manly* = männlich, mannhaft.
   **Beispiele**:
   *male: The male voice is deeper than the female voice.*
   *masculine: She looks rather masculine in that suit.*
   *manly: The boy walked with a confident manly stride.*
3. *female* = weiblich („von weiblichem Geschlecht", *male* ist das Gegenteil) · *feminine* = weiblich, fraulich (im Sinne von sog. typisch „weiblichen Eigenschaften", *masculine* ist das Gegenteil) · *effeminate* = weibisch, weichlich, verweichlicht.
   **Beispiele:**
   *female: The male fertilizes the female's eggs.*
   *feminine: She dresses in a very feminine way.*
   *effeminate: She always found his behaviour rather effeminate.*
5. *Hausaufgaben* (im Sinne von „schulischen/universitären Aufgaben") heißt im Englischen *homework.*
6. *I stopped to drink wine* bedeutet soviel wie *Ich hörte mit einer Tätigkeit auf/blieb stehen, um dann Wein zu trinken*, während *I stopped drinking wine* im Deutschen *Ich hörte mit dem Weintrinken auf* heißt.
7. *Wie (zum Beispiel)* kann im Englischen entweder mit *like* (*for example*) oder *such as* übersetzt werden.

**Beispiele**:
*like: You only find them in big countries like Africa and India. Practical lessons, like woodwork and cookery, are not considered as important as maths.*
*such as: We have planted lots of flowers such as roses, carnations and daffodils. Countries such as France, Britain and Italy have similar political systems.*

8. Im Englischen steht nach *erwarten, dass* im Sinne von „Verpflichtung" oder „Forderung" bei verschiedenen Subjekten in Haupt- und Nebensatz eine Objekt+Infinitivkonstruktion mit *to* (der sog. **A.c.I.**). D.h., das Subjekt des Nebensatzes wird zum direkten Objekt in einer Infinitivkonstruktion mit *to*. Der Satz *Ich erwarte, dass sie ihre Pflicht tut* heißt im Englischen *I expect her to do her duty.*
Die Konstruktion *expect* (*that*) ist im Sinne von „gute Gründe für die Annahme haben" oder „vermuten" möglich. Beispiele sind *I expect (that) you are all tired after the long journey* oder *Daniel and James are not here. I expect (that) they were too tired to come.*

## Lernphase 2

2. Das deutsche Wort *aktuell* kann u.a. mit *current* (Problem, Entwicklung), *present* (Problem, Zeit), *latest* (Problem, Entwicklung, Mode) und *topical* (Buch, Film, Thema) übersetzt werden. Oft sind die Wörter austauschbar.
**Beispiele**:
*current: I have closely followed the current events in India.*
*present: Our present problems can be solved quite easily.*
*topical: It is a play full of topical allusions to well-known people.*
*latest: They showed the latest fashions from Paris.*
3. Das englische Wort *actual* heißt im Deutschen *eigentlich, tatsächlich. Actually* kann mit *übrigens, eigentlich* und *tatsächlich* übersetzt werden.
5. Nach *devote to* erfolgt die Konstruktion Verb+ *-ing* wie beispielsweise *He devoted all his efforts to fighting against pollution.*
7. Nach *get/be used to* steht die Konstruktion Verb+ *-ing*.
**Beispiele**:
*You'll soon get used to living in the country.*
*I am used to drinking tea all day.*

## Lernphase 3

1. *In nächster Zeit* heißt im Englischen *soon, some time soon* oder *in the near future.*
6. Die Pluralformen lauten *grotto(e)s, ghetto(e)s, studios, radios, echoes, potatoes, vetoes, cargo(e)s* und *volcano(e)s.*
   Die Pluralbildung von Wörtern mit der Endung *-o* geschieht mit Hilfe eines Plural *-s* oder – *es*. Der Plural jedes Wortes muss in der Regel einzeln gelernt werden.
   – Folgende Wörter bilden den Plural auf *-s* (auf alle Fälle gehören hierzu Wörter, denen vor dem finalen *-o* bereits ein Vokal vorangeht und die auf Abkürzungen beruhen): *kilos, radios, casinos, studios, discos, embryos, zoos, photos.*
   – Folgende Wörter bilden den Plural auf *-es*: *potatoes, tomatoes, Negroes, heroes, echoes, vetoes, embargoes.*
   – Es gibt auch eine Anzahl von Wörtern, bei denen der Plural sowohl mit *-s* als auch mit *-es* gebildet werden darf: *cargo(e)s, motto(e)s, tornado(e)s, volcano(e)s, grotto(e)s, banjo(e)s* (s. auch Biber et al. 1999, p. 285).
7. Die korrekten Schreibungen lauten *fourteen, quite* und *boyfriend.* (In den großen Corpora findet sich sehr vereinzelt schon die Schreibung *boy friend*).

## Übungsphase 1

1. *Many of my friends are going to study, for example/e.g./eg Janine, Bärbel, Doris and Anke.*
2. *Many women want to change some typically male attitudes.*
3. *He has a rather feminine voice.*
4. *She has a very masculine voice.*
5. *I have (got) a lot of work to do.*
6. *Last year, she stopped going to discos.*
7. *No pupil likes homework.*
8. *Southern Europeans, like (for example)/such as Italians and Spaniards, use their hands a lot when talking.*

## Übungsphase 2

1. *We expect him to be back at 11 (o'clock).*
2. *The actual cost was much higher than we had expected.*

3. *She takes an interest/is interested in the current events in Eastern Europe.*
4. *This year, everything is quite different.*
5. *Students should devote more time to reading.*
6. *This church is a classic example of medieval architecture.*
7. *My girlfriend is getting used to working less.*
8. *As a Frenchman he is used to good food.*

## Übungsphase 3

1. *They will have reached a decision by tomorrow.*
2. *Wait until/till I come.*
3. *He was only fourteen.*
4. *My friend is getting married in the near future/some time soon/ soon.*
5. *The doctor told me to take three tablets before every meal.*
6. *I always diet/go on a diet in January.*
7. *I brush my teeth regularly.*
8. *I like watching television/TV/telly* (infml.) *when I am tired.*

## Text 14

### Fehlerkorrektur

1. *imaginative children* 2. *marks/grades* 3. *criticism* 4. *enemy* 5. *final mark* 6. *unjust* 7. *unjust to* 8. *on the one hand/on the other hand* 9. *unfairly treated* 10. *frustration* 11. *comparative figures* 12. *regard negatively* 13. *pressure* 14. *weigh heavily* 15. *suffer from stress* 16. *favourite* (AmE *favorite*) 17. *subjects* 18. *physics* 19. *need not*

### Lernphase 1

1. Noten = *marks* („Schulnoten") · *note* („Musiknote", *notes/music* = Musiknoten) · Kritik = *criticism* · Physik = *physics.*
   <u>marks</u>: *The highest mark in the test was nine out of ten.*
   <u>notes/music</u>: *I still remember the first few notes of the tune. Give me my music and I'll play it for you.*
   <u>criticism</u>: *This decision has received a great deal of criticism.*
   <u>physics</u>: *Physics has made enormous progress in this century.*
2. *imaginable*: vorstellbar, denkbar, erdenklich
   *imaginary*: imaginär, (nur) eingebildet, frei erfunden
   *imaginative*: phantasievoll, einfallsreich
3. Die korrekten Schreibungen lauten *favourite* (AmE *favorite*), *subject* und *enemy.*
6. einerseits – andererseits: *on the one hand – on the other hand* (Merke: Neuerdings ist auch noch *on the one side – on the other (side)* zu finden. Dieser Gebrauch ist sehr selten und strittig).
   *on one side*: auf der einen Seite (konkret): *John stood on one side of the ladder.*
   *on the other side*: auf der anderen Seite (konkret): *What does the leaflet say on the other side*?

### Lernphase 2

1. *notes* = Musiknoten, Notizen, Geldscheine · *critic* = Kritiker/in
2. *esteem* (v.): (hoch)achten, schätzen: *The teacher was much loved and esteemed.*
   *respect* (v.): respektieren, (hoch)achten: *I deeply respect her courage.*

*appreciate* (v.): (hoch)schätzen, würdigen: *His abilities were not appreciated in his job.*
*regard* (v.): ansehen, betrachten, achten: *I have always regarded her highly.*

4. *weight* (v.) heißt im Deutschen *beschweren, belasten, gewichten, weigh* (v.) heißt *wiegen, abwägen, lasten auf* (*on*).
7. Das Wort *topic* kann mit *Thema* (im Sinne von „Gegenstand einer Erörterung, Gesprächsgegenstand, Gesprächsgegenstand komplexer Natur") übersetzt werden. Das Wort *subject* kann *Schulfach, Thema* (im Sinne von „Gegenstand als abzuhandelnder oder behandelter Stoff, Thema mündlicher und schriftlicher Ausführungen"), *Staatsbürger* (bes. in der Monarchie), *Fach*, (*grammatisches*) *Subjekt* und *Anlass zu* (*for*) heißen.
8. *physics*: Physik
*physique*: Körperbau, Statur
*physic*: archaisch für *Medizin* oder *Mediziner*, heute nicht mehr gebräuchlich. *Mediziner* ist heute *doctor* oder manchmal auch *medic* (infml.), *Arzt* ist *doctor, physician, medical practitioner, general practitioner* (*GP*).
*physicist:* Physiker
9. nicht müssen („es ist nicht nötig, etwas zu tun"): *need not, not have (got) to, do not have to*
nicht brauchen: *need not, not have (got) to, do not have to*
nicht dürfen: *must not* (starkes Verbot), *may not* (Verbot), *not be allowed/permitted to* (Verbot).

## Übungsphase 1

1. *Nearly all the schoolchildren got a very good mark.*
2. *I cannot sing the high notes.*
3. *The pressure was unbearable.*
4. *His last argument weighed heavily.*
5. *She is a very imaginative student.*
6. *Many children develop fears of imaginary dangers.*
7. *We tried every imaginable means/every means imaginable, but we failed in the end.*
8. *Have you (got) any comparative figures?*

## Übungsphase 2

1. *What did the London critics say about the new film?*
2. *She is one the most dreaded enemies of the regime.*
3. *Everybody seems to suffer from too much stress.*
4. *The government's decisions seemed unjust to many women.*
5. *The final mark is always decisive.*
6. *On the one hand my job is well paid, on the other hand I have to work long hours.*
7. *Life is sometimes full of frustration.*
8. *I wonder why she treats him unfairly.*

## Übungsphase 3

1. *We need not go to this meeting. We don't need to go to this meeting. We don't need go to this meeting. We don't have to go to this meeting. We haven't got to go to this meeting.*
2. *You must not cross this line.*
3. *I have always regarded him highly.*
4. *Who is your favourite* (AmE *favorite*) *actor?*
5. *I have chosen three topics for my oral exam/examination.*
6. *Politics or religion are always interesting topics of conversation.*
7. *I hate physics.*
8. *His physique is magnificent.*

## Text 15

Hinweis: Diejenigen Sätze, die im formellen BrE verfasst und mit dem AmE identisch sind, werden nicht besonders gekennzeichnet.

### Übungsphase 1

1. *Several countries co-operated to build a new plane. Several countries cooperated to build a new plane.*
2. *He must/has to organize his life a bit better. He must/has to organise his life a bit better.*
3. *This word's function is fairly limited. The function of this word is fairly limited.*
4. *Young people are sometimes (very) much influenced by pop singers. Young people are sometimes very influenced by pop singers.*
5. *Non-verbal communication is often very difficult to interpret. Nonverbal communication is often very difficult to interpret.*
6. *You must avoid sweet foods, e.g. cake, ice cream and pudding. You must avoid sweet foods, eg cake, ice cream and pudding* (bes. BrE). *You must avoid sweet foods, for example cake, ice cream and pudding.*
7. *I drive more slowly in snowy and icy conditions. I drive slower in snowy and icy conditions.*
8. *When somebody applies for a job, he has to list his work experience. When somebody applies for a job, he or she has to list his or her work experience. When somebody applies for a job, they have to list their work experience.*

### Übungsphase 2

1. *Her remark was just silly. Her remark was plain silly.* (infml.)
2. *They shook their heads when they heard the news. They shook their head when they heard the news.*
3. *The data is still being checked at the Census Office. The data are still being checked at the Census Office.*
4. *Prices are moving upwards again. Prices are moving upward again.* (bes. AmE)
5. *He felt (very) much disturbed by the noise. He felt very disturbed by the noise.*

6. *When one dines in this restaurant, a suit and tie are required. When dining in this restaurant, a suit and tie are required.*
7. *Try to stay calm. Try and stay calm.* (infml.)
8. *The members of the committee always try to keep an open mind and are prepared to consider new ideas.*

## Text 16

### Fehlerkorrektur

1. *during a conversation* 2. *self-confident* 3. *you avoid looking* 4. *thought cold* 5. *friendly* 6. *we deviate from* 7. *for example/examples* 8. *the question of space/personal space* 9. *interesting* 10. *fifty/sixty centimetres away from* 11. *aggressive* 12. *touch each other* 13. *independent* 14. *independent of* 15. *cannot be studied independently* 16. *learners were able to understand*

### Lernphase 1

1. selbstbewusst = *self-confident, self-assured* · sympathisch = *pleasant, nice, likable, likeable, friendly.*
   Merke: Neuerdings findet sich in einigen Standardwörterbüchern der Hinweis, dass *sympathetic* von einigen *educated natives* auch in der Bedeutung *sympathisch* gebraucht wird.
2. *self-conscious* = befangen, gehemmt · *sympathetic* = mitfühlend, teilnahmsvoll, verständnisvoll.
3. during: *We go swimming every day during the summer. They lived abroad during the war.*
   while: *They arrived while we were having dinner. She got malaria while travelling in Africa.*
7. Die korrekten Schreibungen lauten *example, interesting* und *aggressive.*
   Falsche Schreibungen basieren oft auf **Interferenz** durch das Deutsche (dt. *Adresse* – engl. **adress* statt *address*), auf **Interferenz** durch andere Fremdsprachen (frz. *indépendant* – engl. **independant* statt *independent,* sp. *cloroformo* – engl. **cloroform* statt *chloroform*), auf **Intraferenz** (**recieve* statt *receive – believe, field*) oder sowohl auf **Interferenz** als auch **Intraferenz** (dt. *die, wie* bzw. engl. *field* – engl. **sieze* statt *seize*). Letzlich ist einfach auch **Raten** für Fehlschreibungen verantwortlich.

### Lernphase 2

2. *room* = Zimmer, Saal, Raum, Spielraum, Platz (welcher eingenommen wird): *There is room for three on the back seat. There is room for doubt and suspicicion.*

*space* = Raum („begrenzter Raum, besonders zwischen zwei Punkten oder Zwischenraum"), Weltraum („der unendliche Raum als wissenschaftlicher Begriff"): *There is not enough space for such a big cupboard. Leave some space between the words. The satellite has been in space for a year.*

4. *They touched themselves* (**Reflexivpronomen**) heißt *sie berührten sich selbst* (= jede/r ihren/seinen eigenen Körper), während *they touched each other* (**reziprokes Pronomen**) im Deutschen mit *sie berührten sich gegenseitig* übersetzt werden kann.
7. <u>understand/get</u> (infml.)*: I just didn't understand what he meant. I just didn't get what he meant.*
   <u>check</u> (v.)*: We have checked the examples carefully. We read through the book to check for any mistakes.*

## Übungsphase 1

1. *One student fainted during the operation.*
2. *While the negotiations were still going on, the shooting started again.*
3. *Many actors are shy, but self-confident.*
4. *He felt self-conscious in this situation.*
5. *She avoided looking at him.*
6. *He was regarded as revengeful. He was considered (to be) revengeful. He was considered as revengeful. He was thought revengeful* (fml.). *He was counted (as) revengeful.*
7. *She is very pleasant/nice/likable/likeable/friendly.*
8. *I like him.*
9. *She was very sympathetic when she heard about the accident.*

## Übungsphase 2

1. *He never deviates from his habits. For example, he always smokes after lunch.*
2. *We have not got enough space for all the new books.*
3. *I met a few interesting people during my stay in Rome.*
4. *He stood ten metres (away) from me.*
5. *He is a very aggressive person.*
6. *Do not touch me! Don't touch me!*
7. *You have to/must learn to act independently.*
8. *India became independent of Britain in 1947.*
9. *I just do not understand why she did not check the tyre pressure. I just don't get why she didn't check the tyre pressure. (infml.)*

## Text 17

### Fehlerkorrektur

1. *harassment/bullying* 2. *unattractive* 3. *last but not least* 4. *there are... teachers to be found* 5. *the brave ones/teachers* 6. *ignored* 7. *regardless/irrespective*

### Lernphase 1

1. Das deutsche Wort *Mobbing* wird mit *harassment* übersetzt. Das Wort *bully* (= schikanieren, tyrannisieren) ist in einigen Kontexten in der Form *bullying* auch möglich.
2. Das englische Verb *mob* kann mit *angreifen, lärmend herfallen über, anpöbeln, stürmen, belagern* übersetzt werden.
3. Nach **Verben mit kausativer Bedeutung** wird das Resultat der Handlung adjektivisch ausgedrückt.
   **Beispiele**:
   *She makes me happy.*
   *He drives me mad.*
   *The doctor made the patient well* (Adjektiv!).

Außerdem stehen nach **Kopulaverben** im prädikativen Gebrauch Adjektive (vgl. Text 10, Lernphase 1). Diese Verben drücken folgendes aus:
- ein Sein, d.h. einen Zustand oder eine Position (*be, stand, lie*),
- einen Anschein (*seem, appear*),
- die Fortdauer eines Zustandes (*keep, remain*),
- einen Vorgang der Veränderung (*become, come, fall, get, go, grow, turn*) und
- eine sinnlich wahrnehmbare Eigenschaft (*look, smell, feel, sound, taste*).

Beispiele, bei denen eine Adjektivform statt einer vermuteten Adverbform steht, sind u.a..
*The crime lay heavy on his conscience.*
*This story seems quite sad.*
*He kept quiet.*
*Her dreams came true.*
*He looks good.*

## Lernphase 2

2. Das englische Wort *overhear* heißt im Deutschen *zufällig mithören/ mitbekommen* (Beispiel: *I overheard part of their private conversation*). Das deutsche Wort *überhören* kann mit *ignore* (= absichtlich überhören) oder *miss* (= unabsichtlich überhören/nicht hören/nicht mitbekommen) übersetzt werden.

## Übungsphase 1

1. *They were immediately surrounded by the mob.*
2. *There is a lot of harassment where I work.*
3. *The fixed exchange rate makes it easy to calculate costs precisely.*
4. *The advertising campaign looks good.*
5. *Last but not least, I would like to introduce our new secretary.*
6. *It remains to be seen whether the examinations have become fairer.*
7. *The new dictionaries are better than the old ones.*
8. *Regardless/Irrespective of the protests, the government will decide this matter.*

## Übungsphase 2

1. *Our democracies need a new code of ethics. Our democracies need a new ethic.*
2. *The first appearance on stage is always nerve-wracking/nerve-racking. The first appearance on stage is always nerve-wrecking.* (rare)
3. *These days, nothing seems impossible. In these days, nothing seems impossible.* (rare)
4. *More and more people are becoming ill, because they don't do enough sport.* (BrE)
   *More and more people are becoming sick, because they don't do enough sport.* (AmE)
5. *The number of retired people is increasing/on the increase. The number of retired is increasing/on the increase. The number of retireds is becoming greater and greater/on the increase.*
6. *The somewhat afraid people can't cope with the new situation.*

7. *Someone has to protest against human rights violations.* (BrE) *Someone has to protest human rights violations.* (AmE)
8. *On the one hand I would like to sell the house, on the other hand I can't bear/stand the thought of moving. On the one side I would like to sell the house, on the other (side) I can't bear/stand the thought of moving.* (very rare)
9. *It's typical of her to say no. It's typical for her to say no.* (rare)
10. *Some company directors have awarded themselves huge pay rises.* (BrE) *Some company directors have awarded themselves huge (pay) raises.* (AmE)
11. *He is accustomed to getting up very early. He is accustomed to get up very early.* (rare)
12. *I am having difficulty in finding a new job. I am having difficulty finding a new job. I am having difficulties in finding a new job. I am having difficulties finding a new job.*

## Text 18

### Fehlerkorrektur

1. *imminent* 2. *credible* 3. *complementary* 4. *eminent* 5. *ingenious* 6. *exceptional* 7. *definitive* 8. *by* 9. *ensure* 10. *access* 11. *entries* 12. *Englishes* 13. *lyrics* 14. *borne* 15. *speech* 16. *consciousness* 17. *quite* 18. *many changes* 19. *completely new field* 20. *classical*

### Lernphase 1

1. *eminent*: herausragend, hoch angesehen – *imminent*: nahe bevorstehend, drohend.
   *complementary*: sich/einander ergänzend, komplementär – *complimentary*: schmeichelhaft, höflich, lobend; Frei-, Gratis- (z.B. Ticket).
2. *credible*: glaubwürdig, zuverlässig – *credulous*: leichtgläubig.
3. Das deutsche Wort *genial* heißt auf Englisch *ingenious*, *of (a) genius, brilliant*.
   *ingenious*: genial, erfinderisch, geschickt, raffiniert – *ingenuous*: unbefangen, naiv, aufrichtig.
4. *exceptional*: außergewöhnlich – *exceptionable*: anstößig, unerwünscht.
   *definite*: bestimmt, klar, eindeutig – *definitive*: endgültig, maßgeblich, entschieden.
6. *ensure*: sichern, sicherstellen, garantieren, sorgen für – *insure*: versichern (= Handel und Wirtschaft) – *assure*: versichern, zusichern, beruhigen.
   Merke: Im AmE kann für *ensure* auch *insure* benutzt werden.
8. *entrance*: Eingang (konkret), Zugang (konkret), Einlass, Zutritt, Einstieg – *entry*: Eingang (auch konkret), Zugang (auch konkret), Einreise, Eintritt, Auftritt.
   *Entrance* und *entry* sind in einigen Fällen synonym, in anderen Fällen aber auf bestimmte Kollokationen und Phrasen beschränkt. *Entry* wird im lexikographischen Sinne mit *Stichworteintrag* bzw. *Wörterbucheintrag* übersetzt.

### Lernphase 2

2. *Lyrics* ebenso wie *words* heißt *Liedtext*. *Words* heißt ansonsten *Wörter, Worte*. Im allgemeinen wird *texts* für geschriebene/ge-

druckte Texte verwendet. *Script* wird für den Text eines Films, Theaterstücks oder einer Radio- bzw. Fernsehsendung benutzt.

3. *classic*: erstklassig, mustergültig, vollendet, typisch – *classical*: klassisch (Musik, Ballett, Bildung, Sprachen)
4. *born*: geboren – *borne*: getragen, übernommen, geboren im Sinne von „ausgetragen“. Beispiele: *She was born in 1998 – Elizabeth I was borne by Anne Boleyn.*
   *Have borne in mind* heißt „bedacht haben, nicht vergessen haben, an etwas gedacht haben.“
   *conscience*: Gewissen – *consciousness*: Bewusstsein, Wissen um, Empfinden.

## Übungsphase 1

1. *This person has cheated millions of pounds out of a credulous (fml.)/gullible public.*
2. *The people at the scene of a crime are generally credible witnesses.*
3. *The computer and the human mind have different but complementary abilities.*
4. *Your boss made some very complimentary remarks about your efficiency.*
5. *Sir Norman Foster is an eminent architect.*
6. *The company is now in imminent danger of collapse.*
7. *That is an ingenious plan.*
8. *You know what they are up to. Don't be so ingenuous/naive*!
9. *I cannot see anything exceptionable/offensive in this programme.*
10. *He is a person of exceptional intellect.*
11. *The parents saw a definite change in their daughter that year.*
12. *She has written a definitive book on this topic.*
13. *The documents need to be ready by next Friday. In other words, you have (got) until/till Friday.*
14. *Can you ensure that the dog will not escape*? *Can you insure that the dog will not escape*? (AmE)
15. *Have you insured the contents of the house*?
16. *I can assure you that this document is genuine.*
17. *Have you got access to the internet*?

## Übungsphase 2

1. *We need a free press to curb government excesses.*
2. *A lighthouse marks the entrance to the harbour.*
3. *Entry to the museum is free.*
4. *Linguists use the expression "Englishes" when talking about the different national varieties of English.*
5. *The music and lyrics were written by a young Irishwoman.*
6. *That is a classic example of his stupidity*!
7. *I hated classical languages at school.*
8. *He was borne along by the crowd.*
9. *She was born in 1999.*
10. *She made many memorable speeches when she was young.*
11. *It was his guilty conscience that made him offer to help/his help.*
12. *Her political consciousness has changed over the years.*
13. *She was worried because the children were so quiet.*
14. *She was quite upset by the news.*
15. *You will see many changes in Ireland.*
16. *That was a completely new approach.*

## Text 19

### Fehlerkorrektur

1. *rewards* 2. *technology* 3. *as a comparison* 4. *less than* 5. *benefit from* 6. *remember* 7. *mobile (phone)/cell(ular) phone* 8. *large numbers* 9. *developing* 10. *The US has...and clings* 11. *subsidies* 12. *one in/out of ten* 13. *in the world* 14. *genetic* 15. *economic* 16. *use* 17. *credited*

### Lernphase 1

1. *award*: Preis (im Sinne von „Auszeichnung"), Stipendium – *reward*: Belohnung, Entgelt.
2. *technique – technology* (vgl. Text 7)
3. *Als Vergleich, als Beispiel, als Regel* sind im Englischen *as a comparison, as an example* und *as a rule.*
4. Die Form *less than two pounds* ist korrekt, da bei Mengenangaben die Zahl als eine singulare Einheit aufgefasst wird. Andere Beispiele sind *less than 100 yards, less than 10 per cent, less than 18 months.*
5. Als Nomen *benefit of*: Vorteil, Nutzen (*for the benefit of his family; for the benefit of her health; the money is for the benefit of the blind*) – als Verb *benefit from*: nützen, aus etwas Nutzen ziehen, profitieren von (*Both sides have benefit(t)ed from the talks; benefit from doing a lot of excercise; benefit from a new treatment*).
6. <u>*remember*</u>: *I remember my first day at school quite clearly. She has lived in our street for as long as I can remember.*
   <u>*remind*</u>: *She reminds me of my mother. Remind me to post this letter.*
7. Die englischen Wörter *smoking, old timer* (nicht **oldtimer*), *menu* und *chef* können ins Deutsche mit *Rauchen*, *erfahrener Hase* (in seinem Job) oder *Alter*, *Speisekarte* und *Chefkoch* übersetzt werden. *Dressman* existiert im Englischen nicht.

### Lernphase 2

1. *big* = groß (auch im übertragenden Sinn), kräftig gebaut, hoch (Baum), stark (Esser), weit (Kleidung), erwachsen, älter (Kinder), bedeutend (Ereignis), reichlich (Mahlzeit).

*great* = groß, großartig, beträchtlich, wichtig, bedeutend (Mensch, Leistung, Ereignis).
*large* = groß (Anzahl, Familie, Haus, Summe, Fläche, Raum), beträchtlich, umfassend, korpulent.
*Big* und *large* sind manchmal austauschbar. Sehr gelegentlich kann auch *great* genommen werden. *Great* beschreibt meist, wie wichtig jemand/etwas ist.
Typische Kollokationen sind
big *man/house/boy/car/dog/smile/problem/surprise/question/difference*
great *success/majority/interest/importance/difficulty/problem/pleasure/beauty/artist/surprise*
large *numbers/part/area/room/company/family/volume/population/problem*

3. Andere politisch korrekte Ausdrücke sind u.a. *humanity/humankind* für *mankind*, *chairperson* für *chairman/chairwoman*, *flight attendant* für *airline steward/ess*, *police officer* für *policeman/policewoman*, *firefighter* für *fireman*, *birth name/family name* für *maiden name*, *Ms* für *Miss*, *their* für *his* bzw. *his or her* (*The teacher must not be late for their class* anstatt *The teacher must not be late for his or her class* oder *The teacher must not be late for his class*. Meist wird das Nomen im Plural benutzt: *The teachers must not be late for their class*).
6. Man sagt *of the world,* wenn man *der Welt* als Genitiv benutzt (Ausnahme: Konstruktionen nach Superlativen), und *in the world* für *auf der Welt* oder *der Welt* nach Superlativen.
   **Beispiele**:
   of the world: *It is a beautiful part of the world. It suits their view of the world. Tuberculosis is still common in some parts of the world. Europe's relations with the rest of the world are generally good.*
   in the world: *No player in the world is worth so much money. There is nothing quite like it anywhere in the world. This is the hottest place in the world. She is the best singer in the world.*
9. *employment* wird in der Regel im Zusammenhang mit *Arbeit, Anstellung* und *Beschäftigung* benutzt.

## Übungsphase 1

1. *He was nominated for the best actor award.*
2. *You deserve a reward for being so helpful.*
3. *The artist combines different techniques in this painting.*

4. *Medicine makes extensive use of modern technology.*
5. *The development of television could serve as a comparison.*
6. *The block of flats was less than £ 350,000.*
7. *We should give him the benefit of the doubt.*
8. *Many thousands have beneft(t)ed from this new form of treatment.*
9. *I remember her.*
10. *She reminded me of my aunt.*
11. *Many young people use mobiles.*
12. *Have you got a biro handy?*
13. *The United States of America/The USA/The U.S.A. is the world's richest country.*

## Übungsphase 2

1. *A large number of people cannot use a computer.*
2. *He has an underdeveloped sense of justice.*
3. *Some regions are still underdeveloped.*
4. *More aid should be given to developing countries.*
5. *As usual, there was disagreement over agricultural subsidies.*
6. *Two in/out of ten students give up studying/their studies.*
7. *If she asked me to marry her, I would be the happiest man in the world.*
8. *This part of the world is well-known to biologists.*
9. *The genetic fingerprint can be of great help to criminologists.*
10. *My new car is quite economical.*
11. *Experts are not expecting any economic growth next year.*
12. *Greater use of computers in schools should be encouraged.*
13. *Was the use/employment of force justified?*

## Text 20

### Fehlerkorrektur

1\. *ingenious* 2. *discreetly* 3. *enter work* 4. *traces* 5. *particularly* 6. *embarrass* 7. *pays for* 8. *personnel* 9. *unscrupulous* 10. *on the part* 11. *defamation* 12. *obscene* 13. *harassment* 14. *secure* 15. *right(s) to* 16. *expectation* 17. *censorware* 18. *product* 19. *incoming* 20. *prevents...mistakes (from) being made* 21. *control* 22. *control over*

### Lernphase 1

1. Das deutsche Wort *genial* heißt im Englischen *ingenious, brilliant, of (a) genius*. Beispiele sind *an ingenious plan, a brilliant idea, the work of a genius, a stroke of genius*. Das englische Wort *genial* kann mit *freundlich, liebenswert* übersetzt werden. Beispiele sind *a genial person, a genial atmosphere*.
2. *discrete*: gesondert, getrennt, eigen – *discreet*: diskret (im Sinne von „unauffällig, taktvoll, unaufdringlich").
3. *enter sth.* bedeutet *betreten, eintreten, eintragen, anmelden*. Der Ausdruck *enter into* wird in Zusammenhang mit speziellen Kontexten wie *conversation, relations, negotiations, discussions* („aufnehmen") und *contract, alliance* („schließen, eingehen") gebraucht.
7. *pay for* bedeutet „eine (spezielle) Sache bezahlen, die man kauft" (*I'll pay for the drink*), während *pay sth.* im Zusammenhang mit Personen, Rechnungen und Geldsummen gebraucht wird (*pay a bill, pay a person, pay £ 10 an hour*).
9. *Skrupellos* heißt im Englischen *unscrupulous*.

### Lernphase 2

4. Aufgrund der Bedeutungsnuancen stellt die Übersetzung von „sicher" ins Englische eine Herausforderung dar.
   – sicher im Sinne von „gewiss" kann mit *sure* oder *certain übersetzt werden.*
   *sure ist gewiss* bzw. *zuverlässig* im Sinne von „Glauben oder Vermutung" *(It is a sure sign of economic recovery).*

certain heißt „sich einer Sache objektiv/völlig gewiss sein" *(It is almost certain that there will be a change of government).*
– sicher im Sinne von „ungefährdet, sicher vor Gefahren" kann mit *safe* oder *secure* übersetzt werden.
*safe* ist *sicher* im Sinne von „ohne Schaden überstanden, keine Gefahr beinhaltend, wohlbehalten" (*A bridge safe for heavy trucks. Have a safe journey*).
*secure* bedeutet *sicher* im Sinne von „frei von Angstgefühlen, geborgen, objektiv gesichert, fest verschlossen, fest, stabil" (*The house is not very secure. At Lloyds Bank, we're committed to providing secure online banking for our customers).*
- sicher im Sinne von „zuverlässig, verlässlich" kann mit *reliable* übersetzt werden.
reliable *(This birth control method is cheap and reliable).*
– sicher im Sinne von „feststehend, eindeutig" kann mit *definite* übersetzt werden.
*definite (They can say say that they have definite proof that the treatment works. The wedding will be next summer but the date is not definite yet).*
– sicher im Sinne von „selbstsicher" kann mit *self-confident* bzw. *self-assured* übersetzt werden.
*self-confident/self-assured* (*Her self-confident performance impressed the audience*).

6. *Expectancy* bedeutet *Hoffnung, Aussicht, Anwartschaft* (auf etwas Gutes oder Aufregendes) wie beispielsweise in den Sätzen *There was an air of expectancy among the waiting crowd. I saw the look of expectancy in the children's eyes.* – *Expectation* heißt *Erwarten, Erwartung* im neutralen Sinne, dass etwas geschehen wird wie z.B. *My expectation is that interest rates will go down. Against all expectations, she finished grammar school with top grades.*
*produce* (n.): Produkt (in der Regel im Sinne von „Natur- bzw. Bodenprodukt, Agrarerzeugnis") – *product* (n.): Produkt (im Sinne von „Industrieerzeugnis, Geistesprodukt, Ergebnis und auch Agrarprodukt").
Merke: Es findet sich neben *agricultural produce* auch *agricultural products.*

## Übungsphase 1

1. *This is an ingenious way of making a lot of money.*
2. *She said it with a genial/friendly smile.*
3. *It is not my intention to enter into the political debate.*
4. *Silence fell as she entered the room.*
5. *After three years in England, he had lost all trace of his German accent.*
6. *He was particularly nervous.*
7. *She had been behaving most peculiarly.*
8. *There was a series of revelations that embarrassed the government.*
9. *I'll pay for the beer.*
10. *She paid the whole bill.*
11. *All personnel are to receive a pay rise.*
12. *Some politicians are unscrupulous.*
13. *It was probably a stupid mistake on my part.*

## Übungsphase 2

1. *I am on your side.*
2. *In this company, defamation of colleagues was quite usual.*
3. *He made an obscene gesture.*
4. *Harassment at work is becoming more widespread.*
5. *The right to work is fundamental.*
6. *His expectations were totally exaggerated.*
7. *Life expectancy has risen enormously in the last hundred years.*
8. *The use of censorware seems to be undemocratic.*
9. *Can one still have confidence in agricultural produce/products?*
10. *The demand for products like coal and steel is falling.*
11. *Incoming telephone calls are/will be censored.*
12. *I prevented him (from) making a mistake.*
13. *She had complete control over/of her life.*

# KORREKTE TEXTE

# Text 1

## Identifying Mistakes

The opinion that learning English is easy is widespread among many native speakers of German. This might be true as far as basic English is concerned, but such a generalization does not hold true for more advanced English.

A closer look will reveal that English spelling, pronunciation, lexis and grammar often prove to be far more complicated than might be expected for advanced learners. Another aspect to bear in mind is that the English language is constantly changing and the notion of correctness is never a hundred per cent fixed. Finally, teachers and learners are continually exposed to incorrect utterances from other non-natives including some speakers in the media, so in the end everyone has difficulty recognizing mistakes.

Thus it is not surprising that teachers are always faced with problems when marking their students' written and oral performance. Although students can hardly be blamed for making mistakes which is after all typical of learners, teachers cannot entirely be blamed either if they overlook mistakes or mark items wrong which are actually correct.

Frankly speaking, it is high time that someone published a comprehensive guide to English to help learners and teachers identify mistakes, mark texts correctly and, if possible, avoid mistakes once and for all.

Difficult areas in English where skills need to be developed are, among others, tense and aspect, the use of articles, collocations and proverbs and idioms. For example, can one talk about a "heavy smoker"? Does the proverb "to carry coals to Newcastle" exist? Can one say "I have been wanting to visit London for years"? And can an examination be "a piece of cake"?

Hopefully, this book will help the reader to feel more competent to deal with such questions and enjoy the challenge of marking tests.

## Text 2

### University Courses

After taking their final school exams, young people are frequently faced with the dilemma of whether to choose a university course in a subject they are passionate about or a course which is more likely to guarantee a job after they leave university.

I recently read a newspaper article in a British newspaper on selecting university courses which advised prospective students to go with their gut feeling when choosing a course and a relevant institution. However, there are still many factors and a lot of information to be taken into consideration.

As far as courses are concerned, not all of them with the same name have the same content. History, for example, may cover any or all of modern, ancient, world, European, American, Asian, British, colonial and women's history. Quite often, most courses with seductive names should be viewed critically. For example, forensic science is really just chemistry with a few extras. If students are uncertain about the career they wish to follow, one approach might be to start studying subjects they liked and were good at at grammar school and then add on other career or job qualifications later.

There are other questions affecting the choice of institutions. Do students choose to study in or near their home town which is a recently observed phenomenon – at least in the UK – or do they particularly want to move elsewhere? Is a university with an option to study abroad important to acquire the cultural competence so sought after by employers? And in a climate of financial austerity what about fees and the possibility of receiving grants, since students need to concentrate on their studies rather than working to earn money. For some young people even things like good shopping facilities or sports and cultural facilities play a vital role.

But in the end, despite all these considerations, all you really need to know is that you are totally committed to the subject you have chosen.

## Text 3

### Violence on the Screen

On principle, it would of course be preferable if people spent less time watching TV and playing computer games than they do. But faced with such a huge choice of TV programmes and games, it is not surprising that viewing time has increased. One of the most disturbing developments is the increase in the sale of films and games containing a particularly high proportion of violence.

Recent studies have shown that such games are especially harmful to children. A Canadian study found that playing violent games for long periods (three hours or more) can hold back the "moral maturity" of teenagers. The development of empathy, trust and concern for others is delayed or disturbed.

Children are known to learn from experience, social learning and role models. When they see violence on the screen, they don't notice that there's a difference between life on the screen and real life, and tend to copy what they see. A chemical change in the brain similar to post-traumatic stress disorder also seems to occur, so it is not surprising that sensitive children often have nightmares.

The resultant lack of empathy in young people means that they are more likely to use aggressive strategies to solve problems and appear to be more fearful of social relationships. All of this can lead to sadistic behaviour. Children exposed to too much violence on the screen are more likely to be argumentative, more unwilling to cooperate and have a strong sense of entitlement.

We have reached a stage where government committees in many countries are considering what steps to take to tackle this problem. However, it is feared that with the widespread availability of such games there is no easy solution.

An obvious first step is to mobilize parents to exercise their responsibility by establishing house rules for TV viewing and keeping a close check on what their children are watching.

# Text 4

## The Open University

In 1971 an educational experiment began in Milton Keynes in England which has since affected the lives of thousands of people in England and throughout the world. This was the founding of the Open University, a distance-learning and research university. The aim of the Open University is to provide degree courses (including doctorates) for anyone, regardless of previous qualifications. The university is based in Milton Keynes but has thirteen regional centres around the UK and is active world-wide. It devotes itself to teaching using distance- learning methods including written and audio materials, the Internet offering a variety of exercises, disc-based software and TV programmes on DVD. (Course-based broadcasts produced by working closely with the BBC ceased in 2006). Such material is in some ways superior to a lecture-room, allowing close-ups of experiments and providing glimpses of work in research centres which might not otherwise be available to students.

Personal contact between students and tutors is established in face-to-face tutorials, by telephone and/or on the Internet. Some modules have mandatory day schools but many do not. Students also have the opportunity to attend week-long summer schools and some modules are timed to take place during vacations at conventional universities to take advantage of their facilities. With this type of organization, the Open University needs few buildings and facilities as it uses existing facilities in other universities.

The Open University has consistently adhered to the principle of offering study opportunities to people of all ages and walks of life. They range from people who left school at sixteen to professional people working for further qualifications such as a BA, an MA or even a PhD. In the 2009-2010 academic year over 70% of students were in full-time or part-time employment. Over 50,000 students are being sponsored by their employer. The Open University also makes disabled people a priority group for the university.

In addition, the university actively engages in research. Its Planetary and Space Sciences Research Institute is particularly well-known to the public through its involvement in space missions. And now, after its fortieth anniversary, it is not surprising that the Open University qualifies as one of the world's largest universities.

# Text 5

## Climate Engineering

These days, the “greenhouse gas effect”, which is a result of the discharge of gases from many and varied processes and which is causing the earth’s temperature to rise, is a familiar phenomenon. This rise in temperature, in its turn, is causing climate change of which one alarming example is the loss of ice from the planet’s two largest ice sheets in Greenland and Antarctica. This has recently been measured by CryoSat 2, the European probe launched by the European Space Agency in 2010.

One approach to combating climate change under discussion is climate engineering. The first Climate Engineering Congress took place in Berlin in 2014. Climate engineering involves deliberately and comprehensively changing the world’s climate by technological means.

One of these technologies would involve releasing particles of sulphur into the stratosphere to reflect sunlight back into space. Another technology would aim to remove carbon dioxide from the atmosphere by means of widespread reforestation and storing the carbon dioxide underground.

Some years ago, a Swiss scientist used his imagination to come up with another plan to reflect sunlight back into space by placing a series of mirrors in a special orbit casting a shadow over part of the earth. His theory is that the mirrors would reduce the amount of incoming sunshine by about 3.5 per cent. He claims that the technology would cost the equivalent of the world’s annual military expenditure, about four hundred billion pounds. And even using the latest lightweight materials, it is estimated that it would take twenty years to build the mirrors. A lot of experts are sceptical about such technologies. However, they may in the end be the drastic measures which one day will be required to save the planet.

# Text 6

## Modern Museums

Dieser Text enthält keine Fehler (vgl. S. 42 ff.).

# Text 7

## Traffic Jams – a Thing of the Past?

Los Angeles boasts the three busiest roads in the world and consequently the worst traffic jams. Its reputation for being an absolute nightmare for drivers is well-deserved, since up to 64 hours per year are lost due to traffic jams. Planners reckon that the number of daily car journeys will rise continuously, and the average speed on freeways will be halved.

There are many possible solutions to this problem. The car lobby would like money to be spent on new roads. Rail enthusiasts are pinning their hopes on a projected new light railway. But the most promising solutions rely on new technology – research is being done in three main fields.

Firstly, streets are being equipped with magnetic road sensors at every intersection, which monitor traffic flow and are linked to a central computer. These sensors can send real-time updates about the traffic flow and make second-by-second adjustments. The traffic lights are then instantly adjusted with the goal of not just reducing drive time, but cutting down on pollution as well. A second system aims at placing computers in cars, giving drivers up to the minute advice on road conditions ahead (for example accidents or jams), thus enabling them to take alternative routes. Cars could also be fitted with radar which relays signals to a computer situated in the car and prevents collisions by automatically braking the car. Eventually, one of the safety measures might include a device whereby drivers who have had a couple of drinks too many will automatically be prevented from driving their cars.

The overall aim is to automate driving – similar to the way modern aeroplanes function – taking much of the control of driving out of the driver's hands. Fully automated driving implies that any person sitting in the driver's seat has transferred all real-time driving functions to the vehicle automation system.

With all these ambitious plans, a further problem may of course be providing parking spaces for all the extra cars which the new systems allow to use the city streets!

# Text 8

## What Weather!

Humans first set foot in Britain more than half a million years ago. The surprising fact is that ancient Britons appear to have stayed on only when the weather was inclement. Britons apparently clung to their shores just so that they could go on complaining about the weather! Archaeologists have noticed that when the climate became warm and food in the form of bison and mammoth roamed the land, ancient Britons seem to have vanished as evidenced by a stark lack of remains from these times.

The climate has regularly swung between periods of very hot and cold weather, from ice ages to heatwaves. In between these extremes, the country was covered with tundra and wet mists. We would find this rather inhospitable as we are currently going through a warm period and are used to living in much better conditions. We also learn from archaeologists that Britain was nevertheless inhabitable with its tundra and mist and that ancient Britons seem to have thrived on it, since nearly all ancient sites in Britain date from these cool periods. Obviously, such weather represented no threat to ancient Britons. For example, a huge mammoth graveyard uncovered near Ipswich indicates a spot where dozens of animals died. Bearing in mind that mammoths roamed the land in warm conditions, they should have provided food for scavenging humans, but flints – the only sure proof of ancient humans' presence – are totally missing. In as far as our information about this period is correct, there is strong reason to believe that there were simply no humans around to take advantage of this opportunity.

Various explanations, most of them not very satisfactory, have been put forward, but the only certain conclusion is that ancient Britons appear to have had a strange urge to hang about in the cold and rain.

# Text 9

## Letter to a Friend

Dieser Text enthält keine Fehler (vgl. S. 61 ff.).

# Text 10

## Environmental Pollution Poses No Threat

If ecological experts are to be believed, the future of planet Earth looks grim indeed. We are slowly extinguishing the natural environment with loops of concrete across the countryside carrying cars belching toxic fumes, with concrete tower blocks excluding all sunlight, and with factories and power stations doing their best to choke us to death. And we are poisoning the soil, rivers, the air – the list is inexhaustible. We can already imagine what the earth will look like if we do not put a stop to pollution soon.

Faced with this gloomy prospect, the efforts of societies to save a single tree, or restore an ancient building seem futile and irrelevant. So why keep on worrying about environmentally friendly behaviour? Why try to put off the inevitable? Picking up a sweet paper to put it in a litter bin or switching off the engine of a car at traffic lights seems comically absurd.

If we consider the fact that earlier creatures coped with changes in the environment and adapted, why can't we? The optimist in us stirs. All the old guilty feelings associated with, for example, not doing enough exercise to keep ourselves fit, fall away. No more jogging, walking or press-ups. The "New Human Beings" are pear-shaped, soft and self-complacent. They can eat fattening foods without any fears. The slavery of cleaning teeth is over. Nourished on the sugary delights of the supermarket in soft or liquid form, they will no longer need their meat-eating teeth, which will simply fall out. They will no longer be allergic to bad air, but will be able to inhale poisonous fumes, knowing they are evolving lungs to flourish on them. They can take up lodgings underneath the flight path to an airport, knowing that their ear-drums are evolving to cope with the thunder of landing planes.

Their families will learn to picnic in underpasses and on fly-overs (fields will have disappeared), eating pre-packed food to the roar of traffic and amplified music. As for human language, its loss will not be too tragic, since post-verbal communication will be in the form of grunts and grimaces. So, prepare for mutation. It's later than you think.

# Text 11

## The Modern European and Foreign Languages

Since the start of the new millennium, even more customs barriers have fallen throughout Europe and great changes are to be expected. One of these will concern people's attitudes towards language learning. At the moment, there is a proliferation of language learning. Ideally speaking, "the Eurocrat of 2000+" will be like a Swiss speaking at least three languages, ie his or her mother tongue, English and one other foreign language.

Bowing to feelings of national pride, the EU can boast more than twenty official languages. But to limit its cost, the EU conducts most of its business in three working languages: English, French and German. And in practice, English is the language of choice in commerce, science, technology, advertising and public relations.

However, there are compelling reasons for executives and salesmen to be multilingual. For example, in a business deal, a German who speaks English has a distinct advantage over an Englishman who does not speak German. Faced with ever-increasing economic competition within the EU, even the British are becoming convinced of the fact that foreign languages are vital to them. As a result, language schools are opening up all over Britain and in Europe as a whole. One well-known language school has doubled its teaching load in the last five years.

The British have been notorious for their lack of interest in foreign languages, but now the advent of globalisation and increased foreign trade, both welcomed by British governments, have eroded Britain's insularity. Britain can no longer afford to lose touch with this development and changes in the school curriculum now make it compulsory for children to learn a foreign language from the start of secondary school up to the age of fourteen. This is a first step in reintegrating foreign language learning into schools. In other words, the British are bowing to the inevitable.

An additional question is how Europe's languages will fare in an expanding EU. Some experts foresee the day when a Europeanised form of English – perhaps we could call it "Eurolish" – will become the common language in Europe. The smaller languages would then fall into disuse. Other linguists see a danger of a regionalisation of European languages and cultures with some languages being restricted to rural areas. Yet others maintain that by retaining more than twenty official languages, the EU may have stopped the decline of smaller languages.

## Text 12

### Crime Does Pay!

Even Hercule Poirot, that master of logical deduction, might be surprised at the continuing success of his creator, Agatha Christie. She remains the leader in tables of sales and royalties earned with sales of over 2 billion copies of her books. Some people claim that she has even outsold William Shakespeare himself. Agatha Christie's novels have become an English institution. She wrote eighty-four altogether, in addition to nineteen plays and four non-fictional books.

Agatha Christie was quite a character herself, since her own life was something of a riddle. She was born in Devon. Her American father died when she was a child and her mother brought her up in true Edwardian style. It was the break-up of Agatha Christie's first marriage to Archibald Christie in 1928, which made her a household name. After learning of her husband's involvement with another woman, she disappeared from home causing a nationwide police search. She was found in a hotel in Harrogate registered under the name of her husband's lover. The family claimed that she had suffered from amnesia, but the riddle has never been satisfactorily solved. Two years later, she married Max Mallowan, who was an archaeologist. The couple travelled to Istanbul, Egypt and Baghdad, which provided the setting for many of her plots. Agatha Christie died in 1976, leaving Agatha Christie Ltd. to her family, and her grandson now runs the firm.

An interesting question remains – how has Agatha Christie managed to retain her popularity for so long? Her literary agent claims that the presentation of her work on the film screen and on television has led to a revival. The film "Murder on the Orient Express" had already established the potential of the stories as vehicles for nostalgia. He also believes that the style and the elegant atmosphere of the good old days in her books still continue to have public appeal. The West End play "The Mousetrap" certainly testifies to her continuing popularity – it is the longest-running play in history, its debut having been in 1952. Now, written with the full approval of the family, a new novel is set to continue this popularity. The "Monogram Murders" by Sophie Hannah, the first ever Agatha Christie continuation novel, was published in 2014.

# Text 13

## The Gender Gap

Research in the UK has shown that girls' schools do well in exam league tables because they have clever pupils, not necessarily because they are single-sex. Other factors, eg social class, ability and school tradition had a greater impact than being male or female. In general, however, girls spend a lot of time doing homework (although the number of all teenagers who have stopped doing homework seems to increase between the ages of eleven and sixteen), and generally girls do better than boys in examinations whatever the school type. The same arguments apply to teaching boys in separate classes for certain subjects such as maths and physics.

Parents, however, prefer single-sex education for girls. They expect single-sex schools to enable girls to gain more self-confidence and encounter female role models in traditionally male subjects. Current research reveals that girls in single-sex schools have higher self-esteem, rank themselves among the high-flyers and make quite different subject choices, being more likely to study maths and science. By the same token, boys in single-sex schools are more likely to devote time to studying music and languages.

There is currently some concern about the underachievement of boys in the school system. An example of this is the poorer results achieved by boys in English. Attempts are underway to get boys used to reading more which should also help their writing skills.

However, the fact remains that by the time they are thirteen or fourteen, young boys are becoming increasingly alienated from school and have stopped doing homework altogether. One can only hope that this trend will be reversed in the near future.

Quite apart from the field of education, there are other striking differences between the genders, for instance concerning the use of drugs and pain-killers, personal appearance and habits, and leisure activities. Apparently, girls take far more pain-killers than boys, while boys are more involved in taking illegal drugs. Girls are more concerned about weight problems than boys, and by the age of fifteen, two-thirds have dieted at least once. Attitudes towards grooming and cleanliness also differ. One example is that girls shower and brush their teeth more regularly than boys. As far as leisure activities are concerned, boys tend to watch a lot of TV, play computer games, and "hang about" on the street, whereas girls do homework, or go to parties and discos, and are more likely to have a steady boyfriend at an earlier age.

# Text 14

## Schools

Surveys carried out over the years among school children reveal various negative feelings among the children towards school. Some of the phrases used by pupils were "a prison", "a cage" and "an institution which swallows up imaginative children and turns them out at the other end all in the same uniform grey which characterises the school building".

There are various reasons for these negative feelings as revealed in the children's attitudes towards teachers, syllabuses and particularly marks. The main criticism of the syllabuses was that they were too theoretical. A large number of pupils see tests, written exams and the resultant marks as their "greatest enemy". In addition, oral work, which plays a dominant role in determining the final mark – at least in Germany – seems especially unjust to many pupils. On the one hand it creates frustration and mistrust in some pupils, and on the other hand it encourages pupils to "get in with" the teacher, which makes quiet pupils feel unfairly treated.

However, comparative figures from around the world suggest that pupils as a whole regard marks, school reports and particularly written exams negatively. The competitive pressure to succeed in written exams weighs heavily on pupils, causing them to suffer from stress. It is symptomatic that sport, art and music are often pupils' favourite subjects, with physics and chemistry at the bottom of the list.

That this need not necessarily be the case is suggested by a new approach at a leading girls' school in Oxford in the UK, where tests for pupils are to be introduced in which it is impossible to get 100%, so that pupils know it is perfectly acceptable "not to get everything right". The initiators of these tests claim that "being perfect is the enemy of learning". Pupils should learn that "failure is not fatal – what counts is what you learn from an experience". They should also realize that being creative and taking risks is only possible if you are not afraid to fail.

## Text 15

### Non-Verbal Communication I

Dieser Text enthält keine Fehler (vgl. S. 101 ff.).

## Text 16

### Non-Verbal Communication II

Another important source of information about a person is his or her face and especially the eyes. If you look at another person's eyes a lot during a conversation, people will think that you are open, friendly and self-confident. If you avoid looking at the other person, you will be thought cold and defensive. Southern Europeans look at each other more than Northern Europeans. Thus Italians might find English people serious and cold, whereas English people may find Italians friendly – neither of which may be the case.

In an ordinary conversation, we spend about a third of the time looking at each other, and this eye contact follows a certain pattern. If we deviate from this pattern, it will communicate a special meaning. For example, if we are nervous of someone, we do not look at them much. We stare at someone when we are angry or afraid, and longer eye contact than normal suggests that we are attracted to the other person.

Another aspect of communication concerns the question of space. People usually like to mark their personal space. For example, on the beach you may spread out a towel, or in a train you often put a bag or a coat on the seat next to you.

An interesting aspect of this is the physical distance people put between one another when talking. An American psychologist has found that when conversing, American males stand approximately fifty centimetres away from another man, and sixty centimetres away from a woman. If they are closer than this, they are either very aggressive or very friendly. However, in South America or the Middle East, people stand much closer than this when conversing and are much more likely to touch each other than Northern Europeans for example.

These few examples show that language behaviour cannot be studied independently of people's socio-cultural backgrounds. Consequently, it would be helpful if language learners were able to understand these socio-cultural conventions. Knowing that these conventions exist can help to avoid misunderstandings in communication.

## Text 17

### The Teaching Profession

The pressures of modern life, resulting from rapid change and technological innovations, seem to be accompanied by a decrease in the importance of traditional values within society. Churches, politicians and other groups are calling for a newly-revived ethic in society. People, particularly parents, automatically turn to teachers and schools to give a lead in such matters, but teachers alone cannot bear the burden of re-educating a whole nation, especially since they face a crisis themselves. Teachers' jobs are becoming steadily more demanding and more nerve-wracking. The increased amount of red tape and paperwork piled on the teaching profession by the government is felt by many teachers to take the form of harassment. In addition, longer working hours and children who are more and more difficult to deal with are making teaching quite unattractive in these days. Last but not least, the average age of teachers is going up, and there are hardly any young colleagues to be found in schools. The result is that teachers are increasingly becoming sick and burnt out. Those who persevere are envious of the retireds. The somewhat afraid teachers keep quiet, whereas the brave ones protest against this situation and even support strike action. On the one hand, society urgently needs teachers with expertise and motivation, but on the other hand these very same teachers are confronted with hostility and acrimony. These negative attitudes are intensified by the fact that it is typical for a lot of people to see only the positive aspects of teaching: long holidays, regular pay raises and a secure job. The negative aspects are simply ignored, and in these days, teachers have become accustomed to hear such arguments. Regardless of these prejudices, new ideas and approaches will have to be found. However, even experts seem to be having difficulties finding ways of dealing with the challenges which the teaching profession will face in the future.

# Text 18

## Dictionaries of the Future

At the end of the 20th century, new developments in the making of dictionaries were imminent. When Microsoft published their first English language dictionary, it claimed to be the first to document the use of "world English". It used the latest computer and database technology, and as it was based on large corpora, the outcome is highly valid, reliable and credible. In addition, a CD-ROM version is available, enabling users to actually hear the pronunciation of all the words listed in the dictionary and find further information. The traditional as well as new publishers of dictionaries like Oxford, Longman, Collins, Webster, Merriam-Webster, Cambridge and Macmillan have also followed the new developments in dictionary making. With the new generation of dictionaries, the printed version and the CD-ROM or DVD-ROM are now complementary.

Those eminent lexicographers at Oxford University Press, whose ingenious research has always been exceptional in the past, are aiming to create a definitive record of the English language for the new millenium and hope to complete a revision of their *OED*3 by 2037. A part revision was online as of 2000 to ensure that users have access to the most up-to-date version including neologisms. They will carry out the first complete revision of the *OED* and will naturally include a vast number of new entries. Thc dictionary will cover the "many Englishes" from all round the world as well as new words found in bastions of popular culture like soaps, song lyrics and teen magazines. Other important developments in the English language will also be scrutinised. It should be borne in mind that people are also turning speech habits into writing. Women's consciousness about male-dominated language has brought about new constructions such as "Who's left their bra in the bathroom?" instead of the traditional "Who's left his [!] bra in the bathroom?". Journalese has also played a very important role and brought about quite a number of changes in the grammar of English. One major change concerns the conversion of words. Journalists use the word *briefs* to refer to brief little items, write about *illegal*s and *hopefuls* and report about *home* matches, *friendlies* and *away* games. Last but not least, modern technology is bringing about many changes in the language and is creating a completely new field of words, especially in computer and communication technology. Even new “old words” – words from previous centuries not found in former editions – will be included. And it goes without saying that in the tradition of the *OED*, the importance of the classical languages is not neglected.

The current tendency in dictionary making is to move away from the printed version to electronic handheld dictionaries, quicktionaries (C-Pens) and above all online dictionaries. The third edition of the *OED* will probably never be printed and thus will only appear in electronic form.

# Text 19

## Cyber Utopia

Cyber utopians see the ongoing industrial revolution – the development of internet communication – as bringing huge rewards in growth and productivity. The internet is the fastest-growing communication tool ever invented. The rapid growth of this technology is due to the great advances made in computing power and falling costs. As a comparison, if the car industry had experienced the same kind of growth in productivity as the computer industry since 1990, a car would now cost less than a pound or two!

However, a recent UN report has revealed that it is the rich who will benefit from this revolution and the poor who will be marginalised. We should remember that about 80 % of the world population has never even used a telephone or mobile, let alone sent an email.

Most internet users live in the west, and large numbers of them have a university degree. The US has more computers than the rest of the world combined and still clings on to the IANA (Internet Assigned Numbers Authority) contract, which controls the dominant database of all domain names, but has faced increased pressure post-Snowden. These differences are even more marked if we consider the availability of the basic building blocks of the new technology ie telephone lines, not to mention logging-on capabilities. The industrialised countries with 15% of the world population have almost 90% of all internet users.

The developed world could, of course, help to supply the technology to the developing countries by way of massive subsidies. But assuming the technology were available, the problems of literacy and basic computer skills remain, apart from the fact that most websites are in English – a language understood by only one in ten people in the world. The UN report shows that a typical internet user is an under 35, urban-based and English-speaking male. This is indeed a very small minority.

The gap between "haves and have-nots" is becoming a gap between "knows and know-nots". The creation of wealth is now knowledge-based. For example, writing computer programs and cracking genetic codes are replacing the command of machinery as the path to economic power. Those left out of this development are falling further and further behind. And market forces will not redress the balance. The answer seems to lie in tackling the deficit in education in the third world and extending the use of the internet to cover the needs of developing countries.

On the 25th anniversary of its start, the British computer scientist Tim Berners-Lee, who is credited with inventing the World Wide Web, called for an online "Magna Carta" to protect and enshrine the independence of the medium and the rights of its users worldwide. This could perhaps have some benefit for users in the third world.

# Text 20

## Big Brother *Is* Watching You!

The digital revolution including that ingenious invention, the internet, has brought about a more open society with unprecedented access to vast amounts of information. The downside of this development is the creation of a culture, where anything we do or write is available to anyone with the time or ingenuity to find it.

Increasingly, our every move is monitored discreetly or otherwise: CCTV cameras record us, a swipe card is used to enter work, telephone calls are recorded and emails stored, and our mobile phones send out signals providing a record of our movements. As recently as 2014, the head of the communication regulator in the UK warned that consumers are often blind to the risks posed by the use of internet-connected devices, cloud-based storage, wi-fi, hot-spots and other online services. Browsing the web leaves traces which are easily accessible – particularly important if we browse at work. And cases revealing that web-based email services can be hacked into demonstrate that what you put into an email may become more or less public property. Experienced internet users will tell you that email should not be used for anything you would not put on a postcard or that might embarrass you. This is especially true in offices, because it is argued that email ultimately belongs to the company as it pays for the computers and telephone time. This, of course, raises the question of the extent to which employers should be allowed to monitor email.

The Human Rights Act ensures that office staff and personnel everywhere will have to be told if their employers are monitoring their emails. Many employers, seen by their employees as being unscrupulous, already do so, but because email abuse on the part of employees is so widespread, it is not clear who needs protection most – employers or employees. Examples of abuse by staff include defamation of competitors by email, employees using email to book holidays, and the exchange of obscene or abusive emails or harassment by email. Employees have been fined and imprisoned for using emails to disseminate sexual and racist abuse. Another point is that web-based email, accessed by employees, can lead to viruses being downloaded into otherwise secure corporate networks. Regarding the question of employees' rights to privacy, US courts have taken the view that an employer's business interests override an employee's right to privacy. In Europe, the view tends to prevail that employees have a reasonable expectation of privacy.

Those employers who do monitor use specialist software often entitled censorware by employees. But software producers claim their product protects equally against incoming obscenity, spam and mail-bombing. It could also help prevent expensive mistakes being made by employees involving, for example, sending confidential information to the wrong person. The best advice seems to be that as there is already only little control over who reads what, you should never email anything you would not want to read in a newspaper with your name under it.

# Zur Problematik der Fehleridentifizierung und Korrektheit im modernen Englisch

Als Abschluss des Buches soll hier aus praktischer Sicht eine Zusammenfassung zum Problem der Sprachnorm und des Sprachgebrauchs in Hinblick auf die Fehleridentifizierung vorgelegt werden. Die Ausführungen stützen sich zunächst auf die grundlegenden Forschungsarbeiten zur *Usage*-Problematik von Quirk, Greenbaum, Leech, Svartvik, Mittins, Lakoff, Legenhausen und auf eigene Publikationen. Darüber hinaus wird auf neuere Ansätze eingegangen, die große linguistische Corpora bei der Beantwortung von Sprachgebrauchsproblemen heranziehen. Im Zusammenhang mit dem Problem der grammatischen Akzeptabilität sei vor allem auf die Überlegungen von Lakoff sowie Quirk, Greenbaum, Svartvik und Leech verwiesen. Einige neuere Arbeiten aus der Corpuslinguistik, die für die Lehrenden praxisnahe, praktikable und schnelle Antworten geben, werden ebenfalls erwähnt. Eine kurze Bibliographie dient dazu, sich einen Überblick über die Norm- und Sprachgebrauchsproblematik in Hinblick auf die praktischen Aufgaben zu verschaffen. Die Angabe von Konkordanzprogrammen und Websites ergänzt die Ausführungen. Abschließend werden neuere Handbücher empfohlen, die bei der Korrekturarbeit eine konkrete Hilfe sein können.

## Fehleridentifizierung und Korrektheit

Folgende Punkte sollten beim Problem der Fehleridentifizierung im modernen Englisch bedacht werden:

• Bei allen Korrekturen im Fremdsprachenunterricht zeigt sich, dass unterschiedliche Bewertungen von sprachlichen Leistungen zunächst deshalb zustande kommen, weil Nicht-Muttersprachler/innen in der Regel keine vollständige sprachliche Kompetenz in der Fremdsprache aufweisen und untereinander auch nicht in gleicher Weise die Fremdsprache beherrschen. Die defizitäre Kompetenz zeigt sich in unterschiedlichen Fehleinschätzungen, in der Nichtkenntnis von etablierten Regeln bzw. *items* und in der Unkenntnis von neuen sprachlichen Entwicklungen. Gebildete Muttersprachler/innen sind zwar sprachlich vollkommen kompetent, sie können aber in ihrem Urteil ebenfalls divergieren, da ihre Einstellung zu sprachlichen Erscheinungen oft verschieden ist. Bei beiden Gruppen können entweder präskriptive oder deskriptive Spracheinstellungen vorherrschen. Schließlich spielen unterschiedliche Korrekturerfahrungen, Korrekturtraditionen, Zeitdruck, Unachtsamkeit, Müdigkeit, Erschöpfung, Selbstüberschätzung, manchmal auch mangelnde Sorgfalt und der Halo-Effekt eine Rolle.

Da die Korrigierenden in der Regel keine Muttersprachler sind, haben sie natürlich einen gewissen Anspruch auf Toleranz und Nachsicht. Unabhängig davon gilt aber, dass bei der Korrektur eines fremdsprachlichen Textes Fehler übersehen und korrekte Stellen berichtigt werden, die von Muttersprachler/innen als einwandfrei identifiziert würden.

• Die Bestimmung dessen, was im Englischen als sprachliche Abweichung zu gelten hat, ganz unabhängig davon, *wer* diese Bestimmung vornimmt, erweist sich als ein sehr schwieriges Unterfangen. Der Begriff der Standardsprache ist zunächst ein theoretisches Konstrukt. Sprachinhärente Besonderheiten und Sprachentwicklungen führen dazu, dass der jeweilige Sprachstand nur in gewissem Maße empirisch verifizierbar ist. Die Vorstellung einer ein für alle Male statisch-korrekten Sprache ist vom Standpunkt der Korrigierenden zwar verständlich, aber vollkommen unrealistisch: “There is somewhere laid up in Heaven an ideal English, the Queen’s English in which all concords are kept, no infinitives are split, and prepositions stand inevitably and invariably before the word they govern (cf. Mittins 1988: 18).” Wie jede lebende Sprache verändert sich das Englische ständig. Es ist daher natürlich, dass Korrektheitsvorstellungen sowie Ansichten zu *Usage*-Fragen einem dauernden Wandel unterliegen: „Korrektheit richtet sich nach dem Sprachgebrauch, und aller Sprachgebrauch ist relativ (Dretzke 1981:286).” Die Mehrheit der gebildeten Muttersprachler/innen entscheidet schließlich über die Korrektheit in der Sprache.

• *Standard English* ist zudem nicht monolithisch, sondern muss diastratisch (sozial), diaphasisch (stilistisch), diatopisch (regional/national) und auch diachron (historisch) betrachtet werden. Damit ist die Standardsprache in ein mehrdimensionales Varietätenkontinuum eingebunden. Es folgt daraus, dass alle nationalen Standardvarietäten des Englischen wie beispielsweise das BrE, CanE, AustrE und AmE sowie auch die funktionalen Varietäten von *very formal* bis *very informal* in der gesprochenen und geschriebenen Sprache als korrekt eingestuft werden müssen. Das Vergreifen im Stil oder das Mischen von AmE und BrE ist also nicht als Verstoß im Sinne von sprachlicher

Inkorrektheit (*unacceptable usage*), sondern als Stilfehler (*inappropriate use*) zu werten, der konsequenterweise seinen Niederschlag in der Stilnote findet.

## Korrektheitsbegriff

Aufgrund der obigen Ausführungen lautet eine erste allgemeine Definition für die Korrektheit im Englischen folgendermaßen: *Correctness in language is what the majority of educated native speakers accept as correct in a given situation at a given point in time.*

## Korrektheitsstufen

Die Korrektheitsproblematik kann heutzutage in sehr vielen Fällen nicht mehr auf eine simple Ja-oder-Nein-Entscheidung reduziert werden (Ausnahme: Orthographiefehler, teilweise auch Zeichensetzungsfehler). Empirische Untersuchungen zur Sprachgebrauchsproblematik, in diesem Falle Informantenbefragungen (*elicitation procedures*), bestätigen, dass gebildete Sprecher und Sprecherinnen des Englischen nicht alle sprachlichen Äußerungen, die ihnen zur Bewertung vorlagen, als entweder korrekt oder inkorrekt bezeichneten, sondern es bestand darüber hinaus die Notwendigkeit, weitere Abstufungen vorzunehmen, ohne dass in allen Fällen ein übereinstimmendes Urteil gefällt wurde. Je nach sprachlicher Erscheinung werden prozentuale Angaben in Hinblick auf die Korrektheitsstufen gemacht: eine mehrheitliche, aber nicht hundertprozentige Zustimmung entscheidet über die Akzeptanz. Mit anderen Worten, es sollte den Korrigierenden bewusst sein, dass es in jeder lebenden Sprache Korrektheitsabstufungen gibt.

In der linguistischen Forschung haben sich in Hinblick auf einen differenzierten Korrektheitsbegriff die folgenden fünf Abstufungen bzw. Korrektheitsgrade als dem Gegenstand angemessen erwiesen:

1. **established usage**: *Whom did you see? Look at the boat.*
2. **(*), (?) divided usage** (native speakers differ in their reactions): *Who did you see? It's me.*
3. **? ill-established usage** (native speakers unsure about acceptability): *The old man chose his son a wife. For several people to have walked out would not have surprised me.*

This category embraces structures of various types brought together only by the fact that rules governing their form and use appear not be well established among users of the language.

4. **?* dubious usage** (tending to unacceptability, but not fully unacceptable) : *I regard him foolish. Some food was provided the man. I won't blame you, too.*
   This category embraces a range of structures, which either cause mild discomfort or closely approach complete rejection as ungrammatical.
5. ** unacceptable usage**: *John works there either. I have seen her a minute ago* (cf. Quirk/Svartvik 1966: 100, 106-109).

Ein weiteres Beispiel verdeutlicht die Einteilung in sprachliche Korrektheitsstufen:
1. established usage: *Drive more slowly.*
2. divided usage: (*), (?) *Drive slower.*
3. ill-established usage: ? *Drive slow.*
4. dubious usage: ?**He drove the car slow into the garage.*
5. unacceptable usage: **He slow drove the car into the garage.*

Anmerkung: "The adjective form, if permissible at all, is restricted to a position after the verb or (if present) after the object (*CGEL* 1985: 405)."

Dieser Ansatz ist in der *Comprehensive Grammar of the English Language* (1985: X) von Quirk/Greenbaum/Leech/Svartvik konsequent verwirklicht. Diese Grammatik, die auf eine über zwanzigjährige Forschung zurückgreifen kann, die auf Corpora basiert und die zusätzlich Informantenbefragungen verwertet, gilt als der Klassiker unter den neueren Grammatiken des Englischen. Ein etwas gröberes Raster bei der Einteilung in Korrektheitsstufen ist in der *Student's Grammar of the English Language* (1990) von Greenbaum/Quirk zu finden.

In einem erweiterten Korrektheitsbegriff müssen die Korrigierenden dem *divided usage* besondere Aufmerksamkeit schenken, da dieser aus linguistischer Sicht Teil der korrekten Standardsprache (!) geworden ist: "By 'divided usage' we understand competing forms which are acceptable and, broadly speaking, equally so (Quirk/Svartvik 1966: 102)." Beispiele von *divided usage* sind *Who did you see? It's me. The two Germanies. She arrived late due to the strike. The enormity of Germany's task. This data is valid.* Englischlehrende finden kleinere Überblickslisten von *divided usage* in Dretzke (1981; 1992).

**_Fuzziness_ im sprachlichen Bereich**

Es wird heutzutage davon ausgegangen, dass sehr viele sprachliche Erscheinungen eine Grauzone aufweisen, in welcher die Intuitionen der Muttersprachler verschwommen, uneindeutig oder sogar auch widersprüchlich sind. Diese Tatsache ist immer stärker in den Mittelpunkt der linguistischen Forschung gerückt und wurde zunächst unter dem Begriff der *fuzzy grammar* (heute: *cognitive grammar*) diskutiert. Grammatische Uneindeutigkeit wird im Rahmen der *fuzzy grammar* nicht mehr als periphere Erscheinung gedeutet, sondern muss als wichtiges Explikandum von Sprache überhaupt gewertet werden (cf. Legenhausen 1988: 224). Lakoff schreibt:

> "a) Rules of grammar do not simply apply or fail to apply, rather they apply to a degree.
> b) Grammatical elements are not simply members or nonmembers of grammatical categories, rather they are members to a degree (1973: 271)."

Für die obigen Überlegungen können folgende Belege herangezogen werden:

**Adjektive:** Folgende Verwendungsmöglichkeiten werden in der *CGEL* angegeben: *central, attributive only, predicative only, premodification with very, comparison*. Es zeigt sich, dass Adjektive wie *young, main, former, afraid, ablaze, asleep, old, perfect* und *well* teilweise sehr verschieden verwendet werden. Es finden sich aber trotz der beschriebenen allgemeinen Verwendungsrestriktionen auch korrekte Konstruktionen, die allerdings noch selten sind, wie *a somewhat afraid soldier, the fast-asleep children, a well person need see the doctor only for a periodic checkup* (Greenbaum/Quirk 1990: 131, 144).

**Kollokationen mit _utterly_:** Das Adverb *utterly* kollokiert normalerweise mit negativen Adjektiven ("negative evaluation") wie *utterly stupid, utterly wrong, utterly foolish*. Die *CGEL* weist aber bereits auf eine Entwicklung hin: "...though *utterly* tends to cooccur with 'negative' adjectives, *utterly reliable* and *utterly delightful* are common. (1985: 470)." Mit Hilfe eines relativ kleinen Corpus von 2 Millionen Wörtern (*MicroConcord*) lassen sich heutzutage leicht Beispiele für Kollokationen mit neutralen und positiven Adjektiven finden: *utterly clear, utterly foreign, utterly free, utterly honest* und *utterly new*.

**Der Gebrauch einiger Präpositionen:** Bei Kollokationen mit der Präposition *of* lassen sich Schwankungen feststellen. So können bereits in vielen Fällen zwei Formen nachgewiesen werden: *typical of – typical for, characteristic of – characteristic for* und *example of – example for*.

**Kongruenz:** Bei der unterschiedlichen Behandlung der Übereinstimmung zwischen Nomen und Verb (*grammatical concord, notional concord* und *concord of proximity*) hat sich neuerdings der letztere Fall, der *concord of proximity*, als korrekte Alternative zum *grammatical concord* etabliert: *One out of ten people takes drugs – One out of ten people take drugs. The nature of his injuries is not known – The nature of his injuries are not known.*

Nur mit einem so radikal veränderten Beschreibungsansatz wird erklärbar, warum auch *native speakers* mit vergleichbarer Spracherfahrung und -einstellung ein erstaunliches Maß an interindividueller und teilweise sogar intraindividueller Variation bei Akzeptabilitätsbefragungen aufweisen.

### *Usage*-Forschung und Sprachcorpora

Während die traditionellen Forschungen zu *Usage*-Fragen in der Regel allein auf Informantenbefragungen beruhen, lässt sich jetzt mit Hilfe großer Sprachcorpora die Akzeptabilität sprachlicher *items* exakter bestimmen. Die Ergebnisse der statistischen Überprüfung hinsichtlich der Korrektheitsstufen anhand von Sprachcorpora finden sich für das BrE und AmE u.a. in der *Longman Grammar of Spoken and Written English* (1999). Diese Grammatik basiert auf einem Corpus von 40 Millionen Wörtern. Die einzelnen Corpora beziehen sich auf folgende Textsorten: *conversation (BrE and AmE) and non-conversational speech (BrE), fiction (BrE and AmE), news (BrE and AmE), academic prose (AmE and BrE), general prose (BrE and AmE).*

Aufgrund der Analyse dieses Corpus lassen sich genaue Frequenzangaben zu grammatischen, lexikalischen und orthographischen Verwendungen von *items* machen. Als Beispiel kann die Pluralbildung von Wörtern mit der Endung *-o* dienen.

| Spelling | Percentage | Words |
|---|---|---|
| -oes | at least 80% | buffaloes, cargoes, echoes, heroes, mangoes, mosquitoes, mottoes, negroes, potatoes, tomatoes, tornadoes, torpedoes, vetoes, volcanoes |
| -os | at least 80% | avocados, casinos, commandos, concertos, discos, embryos, Eskimos, jumbos, kilos, memos, pesos, photos, pianos, portfolios, radios, scenarios, shampoos, solos, stereos, studios, taboos, tacos, tattoos, trios, twos, videos, weirdos, zeros, zoos |

In dieser Untersuchung wird noch folgendes angemerkt: "Nouns ending in a vowel + *o* (e.g. *shampoo*, *video*) and those which are in origin abbreviations (e.g. *disco*, *photo*) have plural endings in *-s*. In addition, this is the regular pattern to which new words conform (1999: 285)."

Im Falle des schwankenden Präpositionsgebrauchs (*of*/*for*) ergibt die Recherche im *British National Corpus* für die Wörter *characteristic, true, typical, example, proof* und *sign* folgende Vorkommenshäufigkeit:

*characteristic of* 1245 – *characteristic for* 18
*true of* 1005 – *true for* 348
*typical of* 1141 – *typical for* 31
*example(s) of* 5206 (3046) – *example(s) for* 114 (26)
*proof(s) of* 867 (74) – *proof (s) for* 17 (4)
*sign of* 2708 – *sign for* 136

(Zu der Verteilung muss ergänzend bemerkt werden, dass die Ergebnisse allerdings noch einer genauen Analyse unterzogen werden müssen, da nicht in allen Fällen eine semantisch-grammatische Äquivalenz vorliegt.)

Als weiteres Beispiel kann hier die Übersetzung von „Schwierigkeiten, etwas zu tun" genannt werden. Im *MicroConcord* von 1993 (2 Millionen Wörter), in der *TIMES* von 1991 (55 Millionen Wörter) und von 1994 (85 Millionen Wörter), in der *NEW YORK TIMES* von 1993 (107 Millionen Wörter), im *British National Corpus* (100 Millionen Wörter) sowie im *Corpus of Contemporary American English* (440 Millionen Wörter) treten vier verschiedene Konstruktionen in folgender Verteilung auf. (Die Suche in den letzten beiden Corpora beschränkt sich auf maximal 500 verschiedene Verbanschlüsse).

| Form | Micro Concord 1993 | TIMES 1991 | TIMES 1994 | New York Times 1993 | BNC 1980-1993 | COCA 1990-2012 |
|---|---|---|---|---|---|---|
| *difficulty in doing* | 31 | 141 | 161 | 96 | 1283 | 1443 |
| *difficulty doing* | 10 | 131 | 146 | 275 | 573 | 3703 |
| difficulties in doing | 9 | 71 | 43 | 145 | 467 | 673 |
| *difficulties doing* | 2 | 62 | 35 | 45 | 202 | 513 |

Mit Hilfe großer linguistischer Corpora oder Jahresausgaben verschiedener englischer Qualitätszeitungen auf CD/DVD-ROM im Zusammenhang mit einfachen Suchprogrammen bzw. Konkordanzprogrammen (z.B. *MicroConcord*, *WordSmith Tools*) ist es also möglich, authentische Sprache in Hinblick auf etablierte Regeln und Neuerungen zu untersuchen.

Die Analyse von Häufigkeitsverteilungen mit Hilfe von Sprachcorpora macht deutlich, dass überwiegend theoriegelenkte Auseinandersetzungen zwischen Präskriptivisten und Deskriptivisten in Bezug auf korrekte Sprache müßig bzw. nicht mehr zeitgemäß sind, da objektive Daten vorliegen, die belegen, dass die Tendenz zur statistischen Norm schließlich unverkennbar ist. Für das Französische, das eher präskriptiven Normen folgt und in diesem Bemühen auch noch von offizieller Seite durch die Académie Française unterstützt wird, erklärt Müller bereits 1975: „Die *statistische Norm* wird zum Parameter der *präskriptiven Norm* (243).“ Diese Aussage gilt für das Englische natürlich noch in einem viel größeren Maße, da es in englischsprachigen Ländern keine regulierende Institution oder offizielle Behörde für die Normierung von Sprache gibt.

**Konsequenzen für die Korrektur**

Insgesamt stellt die Korrektur von Englischarbeiten sehr große Anforderungen an die Lehrerinnen und Lehrer. Es wäre deshalb wünschenswert, wenn diese Arbeit von gegenseitiger Toleranz und mit viel kollegialem Verständnis getragen würde. Es empfiehlt sich, den Sprachcorpora verstärkte Aufmerksamkeit zu widmen. Die Benutzung von Sprachcorpora ist heutzutage selbstverständlich ein legitimes und probates Mittel, um Querelen und unerfreuliche Situationen bei der Zweitkorrektur zu vermeiden. Schließlich können mit Hilfe der Corpora eindeutige Belege für eine Korrekturentscheidung vorgelegt werden, wobei der Lerneffekt bei den Korrigierenden nicht zu unterschätzen ist.

Als praktische Konsequenz aus den Ausführungen kann folgende Empfehlung an die korrigierenden Lehrerinnen und Lehrer ausgesprochen werden:

Als Maßstab für die Korrektur können nur Standardgrammatiken, Standardwörterbücher und Corpora der Standardsprache herangezogen werden,

- die den neuesten, empirisch ermittelten Sprachstand der *educated native speakers* widerspiegeln,
- die dem gewandelten Korrektheitsbegriff Rechnung tragen,

- die zumindest Kennzeichnungen in Hinblick auf die Sprachebene (formell – informell), auf das Medium (geschrieben – gesprochen), auf die Häufigkeit (selten – häufig), auf den aktuellen Grad der Gebräuchlichkeit (archaisch, veraltet, altmodisch), auf den Texttyp (journalistisch, biblisch, literarisch, medizinisch, technisch etc.), auf die Art des situativen Gebrauchs und der Haltung (humorvoll, verächtlich, ironisch, anstößig, tabu etc.) sowie auf die nationalen und sozioregionalen Varietäten des Englischen enthalten und
- die schließlich unter Hinzuziehung von empirischen Sprachdaten (linguistischen Corpora der Gegenwartssprache) und aufgrund von Akzeptabilitätsbefragungen der *educated native speakers* explizit zu einzelnen Sprachgebrauchserscheinungen (*usage notes*) Stellung nehmen.

Diese Ansprüche erfüllen im Allgemeinen nicht die in großer Zahl erschienenen *usage guides*, sondern wissenschaftliche sowie didaktisch bearbeitete Standardgrammatiken und Standardwörterbücher, die heutzutage in der Regel auf der Basis von großen Corpora entstehen. Standardwörterbücher existieren heutzutage in gedruckter Form, auf CD/DVD-ROM und online. Folgende herausragende Werke sind in dieser Hinsicht zu nennen:

**Wissenschaftliche Grammatiken**

*Cambridge Grammar of the English Language* (2002). Eds. Huddleston, P./G.K. Pullum. Cambridge: Cambridge University Press

*Comprehensive Grammar of the English Language* (1985). Eds. Quirk, R./S. Greenbaum/G. Leech/J. Svartvik. London: Longman

*Communicative Grammar of English* (2003). Eds. Leech, G./J. Svartvik. London: Routledge

*Cobuild English Grammar* (2011). London: HarperCollins

*Grammar of Spoken and Written English* (1999). Eds. Biber, D./S. Johansson/G. Leech/S. Conrad/E. Finegan. London: Longman

*Oxford English Grammar* (1996). Ed. Greenbaum, S. Oxford: Oxford University Press

*Oxford Modern English Grammar* (2011). Ed. Aarts, B. Oxford: Oxford University Press

**Wissenschaftlich-Didaktische Grammatiken**

Fleischhack, E./H. Schwarz (2011) *Cornelsen English Grammar*. Cornelsen: Berlin

Götz, D. (1997) *Englische Grammatik von A-Z*. Ismaning: Hueber

Stevens, J. (1998) *Handbuch des englischen Sprachgebrauchs*. Stuttgart: Klett

Swan, M. (2005) *Practical English Usage*. London: Oxford University Press.

Ungerer, F (2012) *Englische Grammatik heute*. Stuttgart: Klett

Ungerer, F./G. Meier/K. Schäfer/S. Lechler (2009) *A Grammar of Present-Day English*. Stuttgart: Klett

Walther, L. (2013) *Standardgrammatik. München: Langenscheidt*

**Wörterbücher**

*The American Heritage College Dictionary* (2010) Boston: Houghton Mifflin Harcourt

*Cambridge Advanced Learner's Dictionary* (2013). Cambridge: Cambridge University Press

*Collins English Dictionary* (2011). Glasgow: HarperCollins

*Collins COBUILD Advanced Dictionary* (2008). Glasgow: HarperCollins

*Longman Dictionary of Contemporary English* (2014). London: Pearson Longman

*Oxford Advanced Learner's Dictionary* (2015). London: Oxford University Press

*Oxford Dictionary of English* (2010). London: Oxford University Press

*The American Heritage Dictionary of the English Language* (2011). Boston: Houghton Mifflin Harcourt

*Macmillan English Dictionary for Advanced Learners* (2013). Oxford: Macmillan Education

*Merriam Webster's Advanced Learner's English Dictionary* (2008). Springfield: Merriam-Webster

*Merriam Webster's Collegiate Dictionary* (2012). Springfield: Merriam-Webster

*Webster's New World College Dictionary* (2014). Boston: Houghton Mifflin Harcourt

Für Fragen der Aussprache, die in mündlichen Prüfungen eine Rolle spielen können, sind folgende Standardwerke zu nennen:

**Aussprache** (*British English and American English*)

Jones, D. (1917/2012) *English Pronouncing Dictionary*. Ed. by P. Roach/J. Setter/J. Esling. Cambridge: Cambridge University Press

Silverstein, B. (1996) *NTC's Dictionary of American English Pronunciation. Lincolnwood: National Textbook Company*

Upton, C./W.A. Kretzschmar/ R. Konopka (2001) *The Oxford dictionary of pronunciation for current English.* Oxford: Oxford University Press

Wells, J. C. (2008) *Pronunciation Dictionary.* London: Pearson Longman

Letzlich soll auf linguistisch validierte Corpora, Konkordanzprogramme und Websites verwiesen werden, die eine schnelle Recherche ermöglichen:

**Corpora**
*British National Corpus* (100 Millionen Wörter)
*Bank of English* (200 Millionen Wörter)
*Corpus of Contemporary American English* (450 + Millionen Wörter)
*Corpus of Global Web-Based English* (1,9 Milliarden Wörter)

**Konkordanzprogramme**
L. Anthony's *Concordancer*
M. Barlow's *MonoConc Pro*
M. Scott's *MicroConcord*
M. Scott's *WordSmith Tools*

**Websites** (Corpora)
*British National Corpus*: http://corpus.byu.edu/bnc
*Bank of English*: http://www.cobuild.collins.co.uk/boe_info.html
*Collins COBUILD Concordance Sampler*: http://www.collins.co.uk/Corpus/CorpusSearch.aspx
*Corpus of Contemporary American English:* http://corpus.byu.edu/coca
*Corpus of Global Web-Based English:* http://corpus.byu.edu/glowbe
*ICE-GB* (Survey of English Usage): http://www.ucl.ac.uk/english-usage/ice-gb
*UCREL* (Lancaster): http://www.comp.lancs.ac.uk/computing/research/ucrel

**Bibliographie**

*A Student's Grammar of the English Language* (1990). Eds. Greenbaum, S./R. Quirk. London: Longman

Biber, D./S. Conrad/R. Reppen (1998) *Corpus Linguistics.* Cambridge: Cambridge University Press

Dretzke, B. (1981) „Sprachgebrauch, Korrektheit und Fehleridentifizierung aus praktischer Sicht“, in: Kunsmann, P./O. Kuhn, Hgg. (1981) *Weltsprache Englisch in Forschung und Lehre*. Festschrift für Kurt Wächtler. Berlin: Erich Schmidt Verlag, 272-287

Dretzke, B. (1989) “Modern British English Usage – Problems for Non-Natives and Natives”, *Zielsprache Englisch*, 1 (1989), 4-9

Dretzke, B. (1992) „Neuerungen in der englischen Sprache – Divided Usages“, *Fremdsprachenunterricht*, 2 (1992), 90-93

Dretzke, B. (2014) *Modern British and American English Pronunciation – A Basic Textbook*. UTB für Wissenschaft. Paderborn/München/Wien/Zürich: Schöningh

Dretzke, B./J. Gordesch (1998) “Correctness in Language – a Formal Theory”, *Journal of Quantitative Linguistics*, 5 (1998) , 13-26

Dretzke, B./M. Nester (2009) *False Friends. A Short Dictionary.* Stuttgart: Reclam

Hunston, S. (2002) *Corpora in Applied Linguistics*. Cambridge: Cambridge University Press

Kennedy, G. (1998) *An Introduction to Corpus Linguistics*. Harlow: Addison Wesley Longman

Lakoff, G. (1973) “Fuzzy grammar and the performance/competence terminology game”, *Papers from the 9th Regional Meeting of the Chicago Linguistic Society*. Chicago: Chicago University Press, 271-291

Legenhausen, L. (1988) „Fehler-Fuzziness und Bewertungsvarianz“, in: Finkenstaedt, Th./F.R. Weller, Hgg. (1988) *Schrittweise zur Validität*. Augsburg: I & I-Schriften, 211-233

Legenhausen, L. (1989) „Grammatical Fuzziness im Englischen“, *Arbeiten aus Anglistik und Amerikanistik*. Band 14, Heft 1 (1989), 73-88

Legenhausen, L./D. Wolff (1991) „Zur Arbeit mit Konkordanzen im Englischunterricht“, *Der Fremdsprachliche Unterricht*, 4 (1991), 24-29

Mittins, W. H. (1988) *English: not the Naming of Parts*. Sheffield: NATE

Mittins, W. H./M. Salu/M. Edminson/S. Coyne (1970) *Attitudes to English Usage*. London: Oxford University Press

Müller, B. (1975) *Das Französische der Gegenwart*. Heidelberg: Carl Winter

Mukherjee, J. (2009) *Anglistische Korpuslinguistk*. Berlin: Erich Schmidt

Quirk, R./J. Svartvik (1966) *Investigating Linguistic Acceptability*. Janua Linguarum, Series Minor, Nr. 54. The Hague: Mouton